Shruti Biyani
Vinit Swami
Vasanthi Swami

Redefinição do envelope de discrepância com dispositivo de ancoragem temporário

Shruti Biyani
Vinit Swami
Vasanthi Swami

Redefinição do envelope de discrepância com dispositivo de ancoragem temporário

ScienciaScripts

Imprint
Any brand names and product names mentioned in this book are subject to trademark, brand or patent protection and are trademarks or registered trademarks of their respective holders. The use of brand names, product names, common names, trade names, product descriptions etc. even without a particular marking in this work is in no way to be construed to mean that such names may be regarded as unrestricted in respect of trademark and brand protection legislation and could thus be used by anyone.

Cover image: www.ingimage.com

This book is a translation from the original published under ISBN 978-620-8-11966-9.

Publisher:
Sciencia Scripts
is a trademark of
Dodo Books Indian Ocean Ltd. and OmniScriptum S.R.L publishing group

120 High Road, East Finchley, London, N2 9ED, United Kingdom
Str. Armeneasca 28/1, office 1, Chisinau MD-2012, Republic of Moldova, Europe
Printed at: see last page
ISBN: 978-620-8-26193-1

Copyright © Shruti Biyani, Vinit Swami, Vasanthi Swami
Copyright © 2024 Dodo Books Indian Ocean Ltd. and OmniScriptum S.R.L publishing group

Índice

INTRODUÇÃO

A ancoragem é um aspeto desafiante no campo da ortodontia. Pode ser melhor descrito pela famosa citação de um filósofo grego, Arquimedes, "Dêem-me um sítio onde me apoiar e eu moverei a terra".

O movimento dentário ortodôntico é baseado nas leis da biologia e da física. A Terceira Lei do Movimento de Newton afirma que "todas as forças entre dois objectos existem em igual magnitude e direção oposta" - por outras palavras, "para cada ação, existe uma reação igual e oposta". No tratamento ortodôntico, o objetivo é que um determinado dente ou grupo de dentes se mova na direção desejada. Para que esse movimento ocorra, alguma força deve ser aplicada tanto no dente ou dentes a serem movimentados (a unidade "ativa") quanto em um dente, grupo de dentes ou força extra-oral (como um aparelho extrabucal ou uma máscara) para resistir a esse movimento (a unidade "reativa"). A capacidade da unidade reactiva de resistir ao movimento é designada por ancoragem. Na prática, o movimento indesejado da unidade reativa tem criado dificuldades para os ortodontistas desde a criação da especialidade, pois esse movimento muitas vezes leva a alterações indesejáveis no esquema oclusal proposto. (1)

Para a correção de diferentes tipos de más oclusões, a ancoragem segura é o principal requisito. Durante as últimas décadas, os requisitos de ancoragem foram assegurados por aparelhos intra-orais (dentes) e intramaxilares. No entanto, estas modalidades de tratamento podem não ser capazes de obter um controlo adequado da ancoragem. Um dos problemas do tratamento ortodôntico tradicional sem DATs é a dificuldade de realizar o movimento dentário em apenas uma direção. Um exemplo seria a retração de um canino superior para dentro do espaço de extração do primeiro pré-molar adjacente, sem que os dentes posteriores ao espaço de extração se movam anteriormente.

No tratamento de extração do primeiro bicúspide maxilar, estima-se que até 35% do espaço é perdido devido ao movimento mesial dos dentes posteriores ao espaço de extração - mesmo com as considerações de ancoragem máxima utilizadas. O fechamento do espaço de extração devido à perda de ancoragem foi estimado em um terço do espaço para a primeira extração de bicúspides e metade para as segundas extrações de bicúspides, mesmo com os esforços feitos para preservar a ancoragem. (1)

Os dispositivos de ancoragem temporária (DATs) são recentemente uma adição à ancoragem ortodôntica convencional. Um dispositivo de ancoragem temporário (DAT), tal como definido por Cope JB et al. (2), é "um dispositivo que é temporariamente fixado ao osso para melhorar a ancoragem ortodôntica, quer apoiando os dentes da unidade reactiva, quer evitando a necessidade da unidade reactiva, e que é subsequentemente removido após utilização. As TADs têm o potencial de fornecer algum tipo de ancoragem, que permite movimentos dentários ortodônticos que poderiam ser impossíveis com os métodos de ancoragem convencionais ou com a mecânica do tratamento ortodôntico convencional. As unidades de ancoragem de base óssea são constituídas por pequenos pinos e placas minúsculas, também designadas por "unidades de ancoragem transitória" ou dispositivos de ancoragem temporária (DAT). Atualmente, os DATs são considerados o método mais comum de tratamento da ancoragem em ortodontia, com técnicas pouco invasivas e benefícios económicos.

A incorporação dos DATs no tratamento ortodôntico tornou possível a ancoragem infinita, que foi definida em termos de implantes como não apresentando qualquer movimento (perda de ancoragem zero/ ancoragem absoluta) em consequência das forças de reação. Os TADs aumentaram a eficácia dos resultados terapêuticos.

Tornaram possível tratar os pacientes de forma mais eficaz. O movimento dos dentes maxilares, como a distalização de molares e a retração de incisivos, pode ser realizado com DATs. Os DATs também podem ser utilizados para efetuar incursões de molares e podem ser utilizados para resolver problemas cirúrgicos sem necessidade de cirurgia.

Assim, com a introdução dos dispositivos de ancoragem provisória (DATs) em ortodontia, foi possível movimentar os dentes, um pouco mais livremente em qualquer direção, e o alcance móvel dos dentes também foi significativamente aumentado. Também permitem aos clínicos ter um bom controlo sobre o movimento dos dentes em 3 dimensões.

Como resultado, os dispositivos de ancoragem temporários estão a expandir o envelope de discrepância.

PERSPECTIVA HISTÓRICA

A evolução dos dispositivos de ancoragem temporária baseou-se no desenvolvimento e aperfeiçoamento da ancoragem ortodôntica tradicional, dos implantes dentários e dos métodos de fixação ortognática.

Muito cedo na história, os ortodontistas perceberam as limitações do uso de dentes como ancoragem para mover outros dentes. Já em 1728, Fauchard descreveu o uso do arco de expansão (Figura 1) que, ligando os dentes a uma placa metálica rígida de formato ideal, alargava a dentição apinhada para uma forma mais normal. (3)

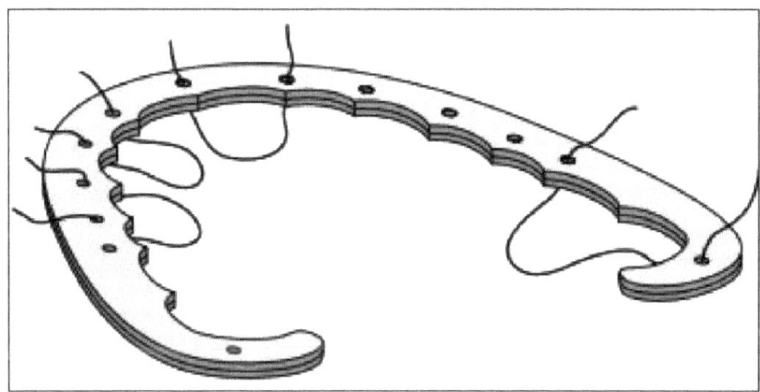

Figura 1: Arco de expansão de Fauchard. Retirado de Green J. The Origins and Evolution of Fixed Orthodontic Appliances. Dent Nurs. 2014; 10:524-528.

Cerca de 100 anos depois, Gunnell afirmou ter utilizado a ancoragem occipital em 1822, mas não descreveu seu uso até 1841. Em 1841, J.M.A. Schange aperfeiçoou o "crib" de Delabarre (Figuras 2 e 3) e utilizou-o para fixar a placa palatina como ancoragem, o que permitiu o uso de um arco labial e ligaduras de fios de seda ou ouro para realizar vários movimentos dentários. [2-4]

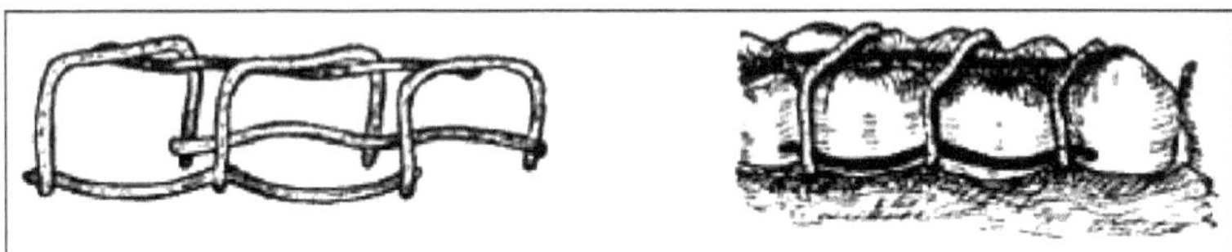

Figura 2: O presépio de Delabarre. Retirado de Cope JB. Dispositivos de Ancoragem

Temporária em Ortodontia: Uma Mudança de Paradigma. Semin Orthod. 2005; 11:3-9.

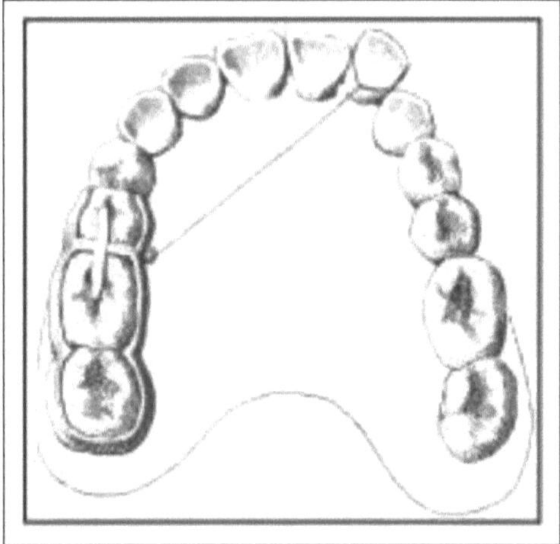

Figura 3: Aparelho de Schange para deslocar um incisivo para trás. Retirado de Philippe, J. L'orthodontie d'Alexis Schange en 1841. Orthod Fr 2017; 88:213-217.

A ancoragem occipital foi aperfeiçoada mais tarde por Angle, em 1891. (Figura 4) Desirabode, em 1843, teria utilizado dentes com raízes mais longas e fortes como ancoragem para movimentar outros dentes. É claro que nenhuma discussão sobre ancoragem ortodôntica estaria completa sem as contribuições de E.H. Angle, que também introduziu a ideia de ancoragem fixa em 1887 e de ancoragem oclusal em 1891. [5]

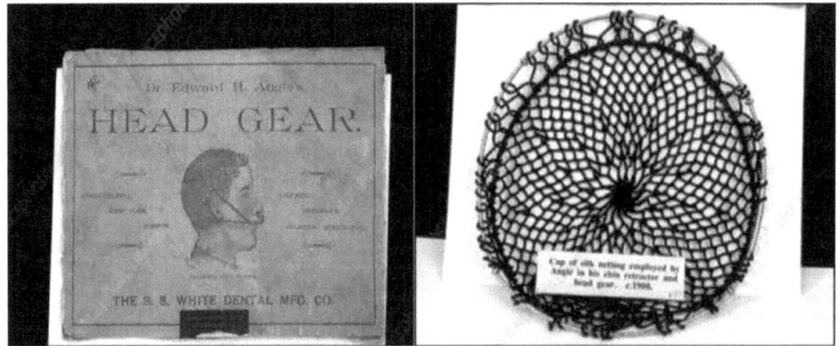

Figura 4: Equipamento ortodôntico histórico do Dr. E.H. Angle. Extraído de Wahl N. Orthodontics in 3 millennia. Capítulo 6: Mais aparelhos do início do século 20 e a controvérsia da extração. Am J Orthod Dentofacial Orthop. 2005; 128:795-800.

Foi só no final dos anos 50 que Per Ingvar Branemark utilizou câmaras ópticas de titânio especialmente concebidas para estudar a dinâmica intravascular da circulação da medula óssea por transiluminação in vivo. Nessa altura, as câmaras de titânio eram feitas por medida e extremamente caras, pelo que deviam ser retiradas e reutilizadas. No entanto, o osso crescia nos espaços finos do titânio e não podia ser facilmente removido. Foi esta descoberta que motivou as experiências pormenorizadas que se seguiram. Assim se desenvolveu o princípio da osseointegração e o conceito de implantes. (2)

Em 1945, Gainsforth e Higley mencionaram pela primeira vez os implantes ortodônticos para aumentar a ancoragem. Utilizaram parafusos de vitallium, que foram inseridos na área ramal. (Figura 5) Os implantes foram carregados imediatamente e utilizados para a retração dos caninos na arcada superior. (6)

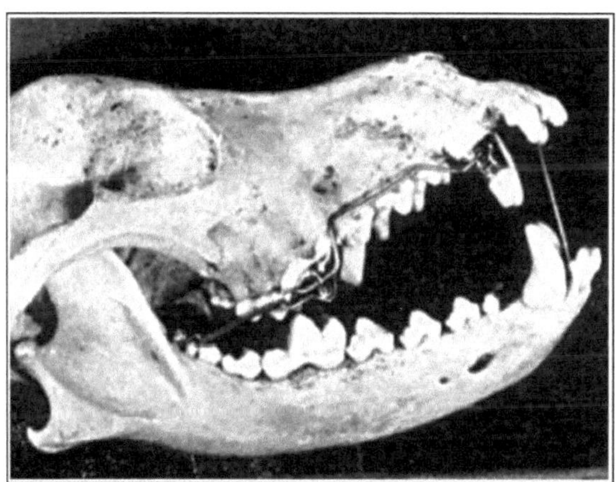

Figura 5: Aparelho ortodôntico para ancoragem com parafuso de vitallium. Extraído de Gainsforth BL, Higley LB. Um estudo das possibilidades de ancoragem ortodôntica no osso basal. Am J Orthod Oral Surg. 1945; 31:406-416.

Em 1970, Linkow utilizou um implante para substituir um molar em falta e, em seguida, para retrair os anteros superiores, cujos resultados foram bastante encorajadores. No final da década de 1980, um número substancial de estratégias de tratamento centrou-se na utilização de implantes dentários padrão como ancoragem para o movimento ortodôntico dos dentes e, em seguida, os mesmos foram utilizados como pilares permanentes para substituição. O primeiro relato clínico na literatura sobre o uso de DATs surgiu em 1983, quando Creekmore e Eklund usaram um parafuso ósseo de vitallium para tratar um paciente com uma sobremordida profunda. O parafuso foi inserido na espinha nasal anterior (Figura 6) para intruir e enraizar e corrigir os incisivos superiores usando um elástico do parafuso até os incisivos 10 dias após a colocação do parafuso. No prazo de um ano, foram observados 6 mm de intrusão. (7-8)

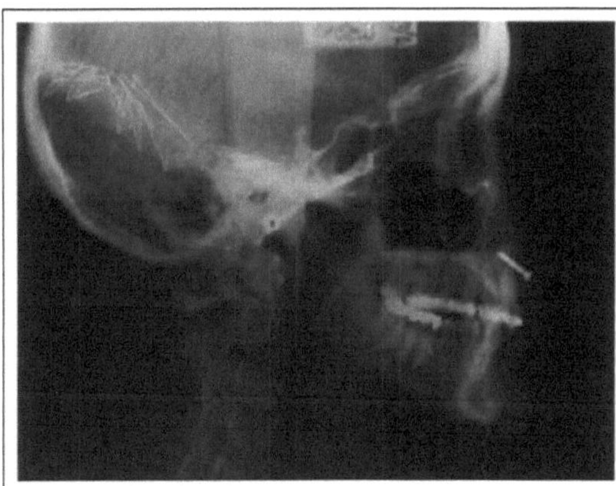

Figura 6: Parafuso cirúrgico do vitálio colocado. Retirado de Creekmore TD. A possibilidade de ancoragem esquelética. J Clin Orthod. 1983; 17:266-269.

Em 1989, Roberts WE, Marshall KJ, Mozsary PG colocaram um implante endósseo de duas fases na área retromolar da mandíbula, (Figura 7) como fonte de ancoragem rígida para a translação mesial dos segundos molares inferiores em 10 a 12 mm num rebordo edêntulo atrófico. Mesmo durante um período de três anos, o implante endósseo manteve-se rígido (osseointegrado). (9)

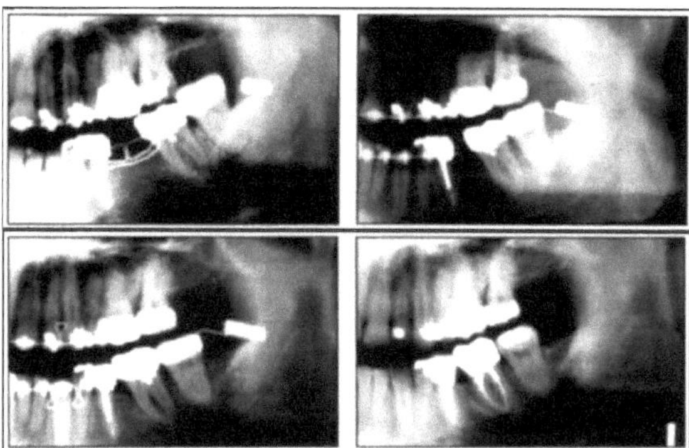

Figura 7: Pré-tratamento, durante o encerramento do espaço, após o encerramento do espaço, três anos após os registos de desarejamento. Retirado de Roberts WE, Marshall KJ, Mozsary PG. Implante endósseo rígido utilizado como ancoragem para protrair molares e fechar um local de extração atrófico. Angle Orthod. 1990; 60:135-152.

Embora o primeiro procedimento clínico de TAD tenha documentado a aplicação bem sucedida de TADs, esta técnica não obteve aceitação imediata. Isto deveu-se, muito provavelmente, à falta de aceitação generalizada dos procedimentos cirúrgicos, ao campo ainda não aceite da implantologia, à falta de dados científicos sobre a utilização de materiais implantáveis e ao receio de complicações. Em vez disso, a mecânica de ancoragem tradicional continuou a ser a principal modalidade de tratamento para gerir os problemas ortodônticos. (2)

O ENVELOPE DA DISCREPÂNCIA

O "Envelope de Discrepância" ilustra graficamente os conceitos actuais de quanta mudança pode ser produzida pelas várias modalidades de tratamento em ortodontia.

O envelope pode ser considerado como um contentor elástico 3D, assimétrico e fechado. A ortodontia, por si só, reorganiza o conteúdo do contentor; o tratamento de modificação do crescimento e a cirurgia alteram a forma do contentor. A ideia de discrepância foi criada por Profitt e Ackerman para representar graficamente a quantidade de mudança que pode ser alcançada por diferentes tipos de tratamentos. O círculo interno, também conhecido como envelope, retrata as desvantagens do tratamento de camuflagem que envolve apenas a ortodontia; por outro lado, o envelope do meio representa os limites do tratamento ortodôntico combinado com a modificação do crescimento e o envelope externo ilustra os limites da correção cirúrgica. ()[10]

Quando foi publicado pela primeira vez, o "Envelope" estava dividido em três categorias :[(10)]

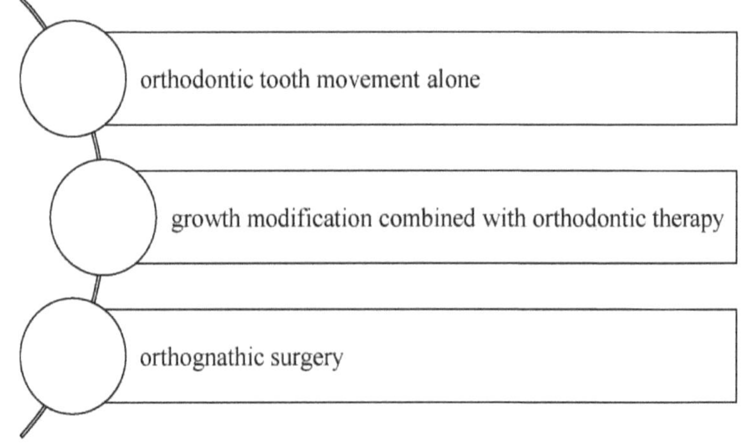

O envelope da discrepância é crucial para a estabilidade a longo prazo, a saúde periodontal, a estética dentofacial frontal e para o sucesso global de um tratamento ortodôntico ([11]).

Plano anteroposterior (A-P) (Figura 8)

Para a maxila, a quantidade milimétrica de movimento dentário é a seguinte:

Maxilla	Orthodontic tooth movement alone	Orthodontic tooth movement combined with growth modification	Orthognathic surgery
Protraction	2	5	10
Retraction	7	12	15
Extrusion	4	6	10
Intrusion	2	5	15

Para a mandíbula, a quantidade milimétrica de movimento dentário é a seguinte:

Mandible	Orthodontic tooth movement alone	Orthodontic tooth movement combined with growth modification	Orthognathic surgery
Protraction	5	10	12
Retraction	3	5	25
Extrusion	2	5	15
Intrusion	4	6	10

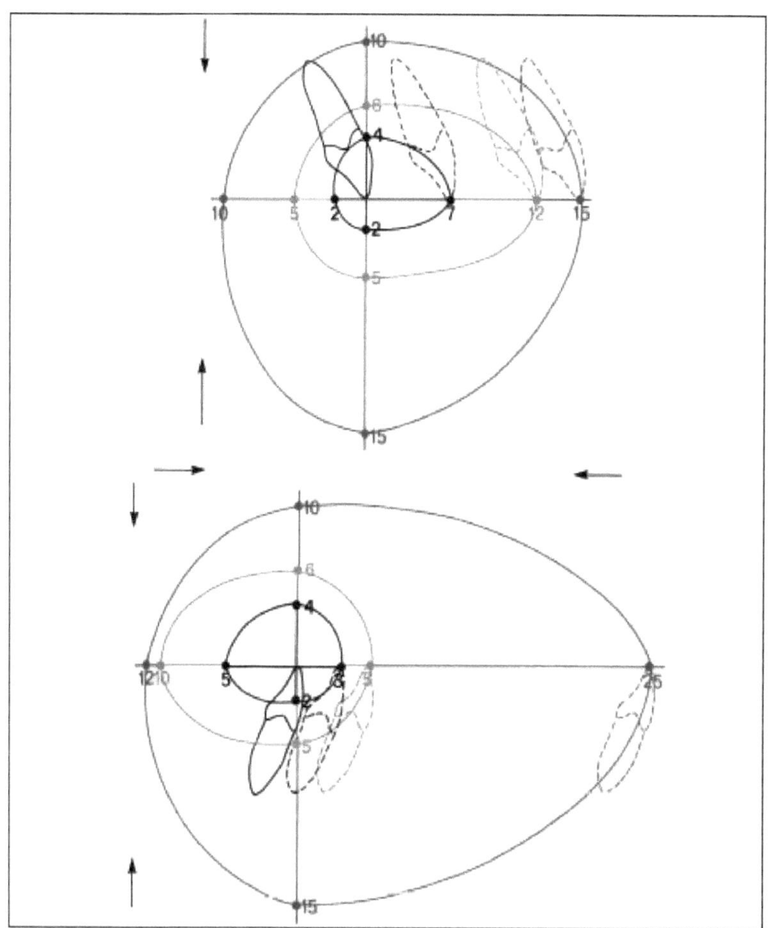

Figura 8: O envelope da discrepância. O círculo mais interno, ou envelope, representa as limitações do tratamento de camuflagem envolvendo apenas tratamento ortodôntico; o envelope do meio mostra os limites do tratamento ortodôntico combinado com modificação do crescimento; e o envelope externo mostra os limites da correção cirúrgica. Extraído de Proffit WR, Fields Jr HW, Sarver DM. Contemporary orthodontics. Elsevier Health Sciences. 2006. Página 702.

Plano transversal (figura 9)

Para a maxila, a quantidade milimétrica de movimento dentário é a seguinte:

Maxilla	Orthodontic tooth movement alone	Orthodontic tooth movement combined with growth modification	Orthognathic surgery
Buccal movement (arch expansion)	3	4	7
Palatal movement (Arch contraction)	2	3	4
Extrusion	2	3	10
Intrusion	3	4	10

Para a mandíbula, a quantidade milimétrica de movimento dentário é a seguinte:

Mandible	Orthodontic tooth movement alone	Orthodontic tooth movement combined with growth modification	Orthognathic surgery
Buccal movement (arch expansion)	2	4	5
Palatal movement (arch contraction)	1	2	3
Extrusion	2	4	10
Intrusion	3	4	10

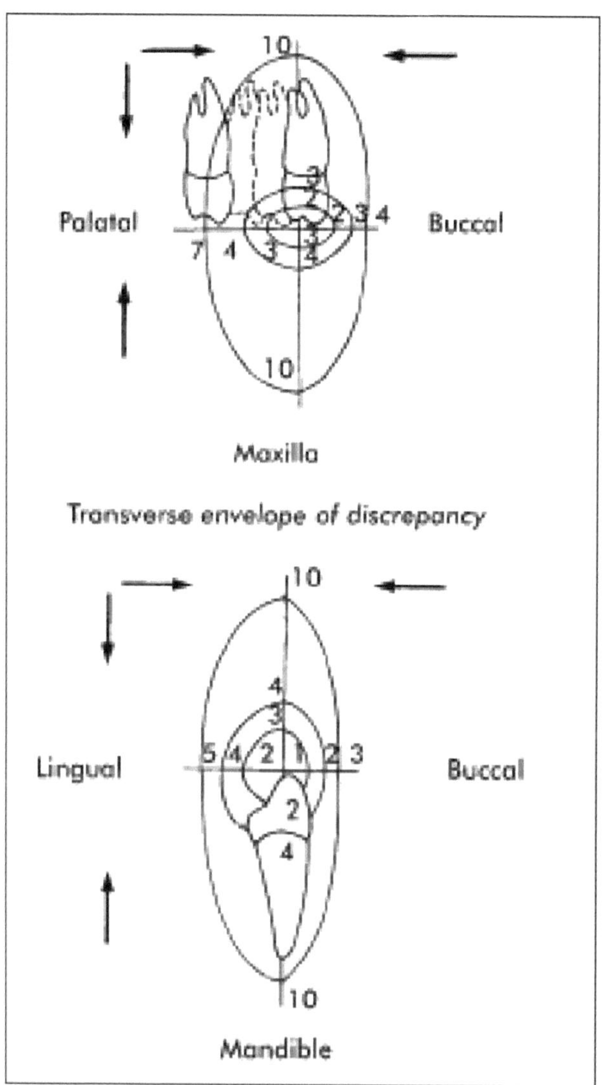

Figura 9: O envelope transversal da discrepância. O círculo mais interno, ou envelope, representa as limitações do tratamento de camuflagem envolvendo apenas o tratamento ortodôntico; o envelope do meio mostra os limites do tratamento ortodôntico combinado com a modificação do crescimento; e o envelope externo mostra os limites da correção cirúrgica. Retirado de Graber LW, Vig KW, Huang GJ, Fleming P. Orthodontics-e book: current principles and techniques. Elsevier Ciências da Saúde. 2022. Página 611.

A camuflagem em ortodontia é definida como a implementação de um plano de tratamento menos intensivo num paciente com um problema grave, de modo a obter resultados óptimos dentro dos limites fisiológicos e que pode não estar a abordar a correção do problema realmente existente no paciente. A técnica de camuflagem de uma má oclusão esquelética foi desenvolvida como um tratamento de extração e introduzida na ortodontia nas décadas de 1930 e 1940. O tratamento de camuflagem consiste na deslocação dos dentes em relação ao seu osso de suporte, de modo a obter a melhor oclusão possível para compensar a discrepância subjacente da mandíbula. [(12)]

Sugere-se que a camuflagem ortodôntica das más oclusões esqueléticas teria resultados aceitáveis se houvesse um padrão facial médio ou curto, discrepância ântero-posterior ligeira dos maxilares, apinhamento dentário inferior a 4-6 mm, caraterísticas normais dos tecidos moles (nariz, lábios, queixo) e ausência de problemas esqueléticos transversais. São de esperar maus resultados com o seguinte: um padrão facial vertical longo, discrepância antero-posterior moderada ou grave dos maxilares, apinhamento dentário superior a 4-6 mm, caraterísticas faciais exageradas e uma discrepância esquelética transversal. As condições da Classe II esquelética são mais adequadas para uma correção de camuflagem do que as da Classe III esquelética. [(13)]

A modificação do crescimento, também referida como ortopedia dentofacial, é a abordagem de tratamento mais desejável para um problema esquelético grave quando ainda existe o potencial para um maior crescimento. (Figura 10) Embora o padrão de crescimento possa ser modificado favoravelmente em alguns pacientes, a capacidade de grandes incrementos no crescimento é bastante limitada. A desvantagem é que há uma variação na resposta de cada paciente, o que sugere que a modificação do crescimento deve ser tentada em pacientes pré-adolescentes, e os pais devem ser avisados de que ela pode não ser bem-sucedida. [14-15]

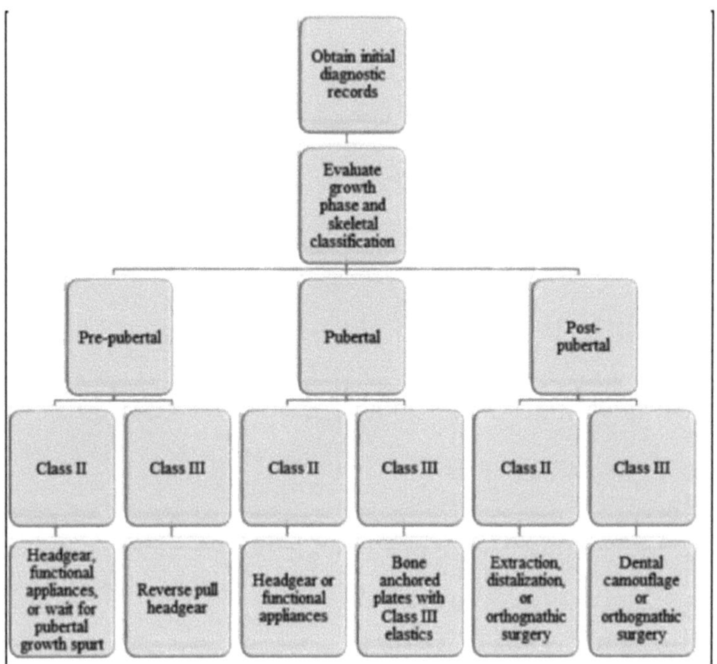

Figura 10: Avaliação da fase de crescimento e das opções de tratamento para doentes de Classe II e Classe III. Retirado de Caplin J, Han MD, Miloro M, Allareddy V, Markiewicz MR. Ortopedia dentofacial interceptiva (modificação do crescimento). Oral Maxillofacial Surg Clin N Am. 2020; 32:39-51.

A última opção de tratamento para uma discrepância esquelética grave é a cirurgia ortognática. Uma vez terminado o crescimento, a cirurgia torna-se a única forma de corrigir uma discrepância severa da mandíbula. Embora a cirurgia possa permitir maiores alterações, existem ainda limitações às opções cirúrgicas, dependendo do tipo de problema e da direção do movimento desejado do maxilar, e certos problemas são mais receptivos à correção cirúrgica do que outros. [14]

O envelope da discrepância tem certas limitações, uma vez que é definido pelos seus próprios limites, não se pode tratar a má oclusão extrema ultrapassando-os.

Com a sua introdução no campo da ortodontia, os dispositivos de ancoragem provisória (DAT) foram amplamente aplicados no tratamento de casos que se revelaram difíceis de tratar com os métodos convencionais e, assim, levaram a mudanças consideráveis neste envelope de discrepância. Tornou-se possível mover os dentes, um pouco mais livremente em qualquer direção, e o alcance móvel dos dentes também foi significativamente aumentado.

REDEFINIÇÃO DO ENVELOPE DE DISCREPÂNCIA COM DISPOSITIVOS DE ANCORAGEM TEMPORÁRIA

Os implantes ortopédicos, também designados por mini-parafusos, sistemas de parafusos e micro-implantes, são atualmente utilizados e divulgados para proporcionar uma ancoragem esquelética no tratamento da má oclusão. Um dispositivo de ancoragem temporário (DAT) é temporariamente fixado ao osso com o objetivo de melhorar a ancoragem ortodôntica, quer apoiando os dentes da unidade reactiva, quer evitando completamente a necessidade da unidade reactiva. Ao contrário dos implantes osteo-integrados, os TADS não permanecem completamente imóveis durante o tratamento ortodôntico. São posteriormente removidos após a sua utilização. Podem ser localizados transostealmente, subperiostealmente ou endostealmente; e podem ser fixados ao osso mecanicamente (estabilizados corticalmente) ou bioquimicamente (osseointegrados). (Figura 11) .[2]

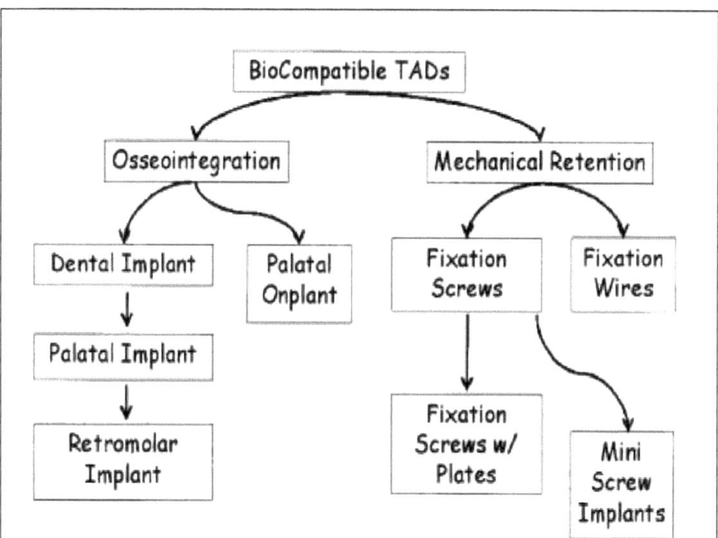

Figura 11: Dispositivos de ancoragem temporária biocompatíveis. Retirado de Cope JB. Dispositivos de Ancoragem Temporária em Ortodontia: Uma Mudança de Paradigma. Semin Orthod. 2005; 11:3-9.

Para a instalação de mini-parafusos, refere-se geralmente a dispositivos de diâmetro inferior a 2,5 mm. Estes dispositivos são fabricados em titânio ou aço inoxidável, o desenho do parafuso pode ser cónico ou cilíndrico com rosca simétrica ou assimétrica, têm um diâmetro que varia de 1,2 a 2,5 mm e um comprimento de 6 a 11 mm. O DAT deve obviamente penetrar através dos tecidos da mucosa ou do tecido gengival. O que varia principalmente nestes dispositivos é a forma da cabeça, que pode ser uma esfera com orifícios ou uma superfície ranhurada. ()[16]

Quando é necessária uma ancoragem absoluta do implante, são utilizados mini-parafusos em vez de aparelhos padrão, como as arcadas linguais. Os locais mais comuns para a inserção do sistema de ancoragem de mini-parafusos (MAS) no maxilar superior ou na maxila são a fossa incisiva, a fossa canina, o rebordo infra-zigomático, a região pré-maxilar ou a região palatina média. Os locais mais típicos para a instalação de mini-parafusos no maxilar inferior ou na mandíbula são a sínfise, a fossa canina, a crista oblíqua externa anterior, a área retro-molar ou a fossa sub-maxilar. Os DATs podem ser colocados em osso extra-alveolar, mas isso causará uma força no centro de resistência do dente. No entanto, estes implantes ficarão enraizados na mucosa alveolar móvel, o que pode ser evitado através da utilização de implantes trans-mucosos. Os espaços inter-radiculares vestibulares ou linguais entre os segundos pré-molares e molares em ambas as arcadas, e os espaços vestibulares entre os anteriores superiores em ambas as arcadas, são considerados as áreas mais benéficas. ()[1]

Os DATs são auto-roscantes ou auto-perfurantes. Os DAT auto-roscantes têm um design cónico com um eixo roscado e um sulco cónico na ponta. Frequentemente, necessitam de um furo piloto antes de serem inseridos com uma chave manual. Os DATs auto-perfurantes têm um design de saca-rolhas com um eixo roscado e uma ponta afiada. O eixo foi concebido para funcionar como uma flauta de corte, expelindo os resíduos ósseos para a superfície durante a inserção. Os TADs auto-perfurantes são colocados diretamente com uma chave manual sem necessidade de um orifício piloto.

Nos parafusos auto-roscantes, o mini-parafuso é inserido no túnel ósseo feito por perfuração, fazendo com que bata quando o implante é inserido. Esta abordagem é utilizada quando se utilizam mini-parafusos com diâmetros minúsculos. Nos parafusos auto-perfurantes, o mini-parafuso é empurrado para dentro do osso sem perfuração. Se precisarmos de utilizar mini-parafusos com um diâmetro maior (1,5 mm), podemos utilizar este método. [(1)]

Para parafusos auto-roscantes, a pré-perfuração é efectuada com uma quantidade reduzida de agente anestésico local/tópico (idealmente por um cirurgião oral). Os tecidos moles são removidos ao entrar na posição de segurança utilizando um punção de tecidos moles, e é feita uma escavação com uma ferramenta rotativa piloto a uma velocidade de cerca de 1000 RPM ou inferior. O orifício piloto não deve ter mais de 2 a 3 mm de profundidade e ser 0,3 mm mais estreito do que o diâmetro do parafuso. O implante é então montado com uma chave de parafusos adequada. Os parafusos autoperfurantes possuem pontas de formato preciso e canais afiados que permitem a sua introdução no osso sem pré-perfuração, diminuindo o risco de danos na raiz do dente, nos germes e nervos do dente, bem como a necrose do osso térmico e a fratura da broca. No entanto, se a espessura da superfície óssea corticulada for superior a 2 mm, é necessário efetuar um orifício piloto, o que, por sua vez, pode provocar a flexão da ponta do parafuso. [1]

Vantagens:

- Fácil inserção e remoção
- Relação custo-benefício favorável
- Proporcionar conforto ao doente
- Não é necessário que o doente cumpra as suas obrigações
- Aplicação em diferentes áreas anatómicas: fossa incisiva, fossa canina, crista infra-zigomática, região pré-maxilar, sínfise mandibular, zona retro-molar, fossa sob a mandíbula
- São estáveis, mas não podem permanecer absolutamente imóveis durante toda a carga ortodôntica.

Desvantagens:

- Diferentes locais de inserção com diferentes caraterísticas anatómicas
- Instabilidade rotacional

- Mobilidade da fratura do parafuso após a remoção
- Diminuição da ancoragem
- Irritação da membrana mucosa
- Lesões nas raízes ou nos feixes neurovasculares.

De acordo com uma revisão sistemática sobre o uso experimental de dispositivos de ancoragem esquelética temporária em ortodontia, por Cornelis et al. ([17]),

1. Os TADs de titânio oferecem uma ancoragem estrutural e funcional direta, de acordo com as definições da Branemark.
2. A estabilidade clínica suficiente para a ancoragem ortodôntica pode ser alcançada mesmo com níveis de osseointegração tão baixos quanto 5%. Abaixo de 25% de osseointegração, os parafusos permanecem fáceis de remover.
3. A adaptação de implantes ósseos a longo prazo ainda não está bem categorizada.
4. Existe pouco consenso sobre a carga óptima e o período mínimo de cicatrização necessário para a estabilidade. No entanto, a carga imediata parece ser aceitável com forças reduzidas.
5. A falha do implante permanece largamente inexplicada e variou de 0% a 19% nos estudos incluídos. No entanto, factores como o local do implante, a técnica cirúrgica, o período de cicatrização e a magnitude da força podem influenciar a taxa de sucesso.
6. Os efeitos secundários, como a inflamação peri-implantar e a reabsorção de raízes adjacentes, são pouco frequentes.
7. A investigação futura deve centrar-se em questões específicas, utilizando modelos experimentais bem controlados.

Aplicações clínicas para Dispositivos de Ancoragem Temporária (DATs)

Atualmente, vários tipos de más oclusões complexas e difíceis podem ser tratados com sucesso utilizando os DAT. (18)

1. **Plano transversal**

    Expansor rápido do maxilar com suporte esquelético

2. **Plano sagital**

    Retração dos dentes anteriores

    Retração de toda a dentição ou distalização de molares

    Protracção dos molares ou de toda a dentição

    Ortopedia funcional dos maxilares

3. **Plano vertical**

    Intrusão da dentição

    Intrusão de dentes individuais

    Extrusão de dentes individuais

4. **Outras utilizações-**

    Em caso de ancoragem dentária insuficiente

    Levantamento de molares e desimpactação

    InterdisciplinaridadeOrtopedia para adultos

Com o aumento das vantagens da TADS no tratamento de más oclusões complexas, o envelope de discrepância é redefinido (Figura 12) com uma nova zona de ancoragem esquelética entre a zona ortopédica/modificação do crescimento e a zona cirúrgica ortognática, expandindo assim a zona de tratamento efectuada por modalidades não cirúrgicas. (11)

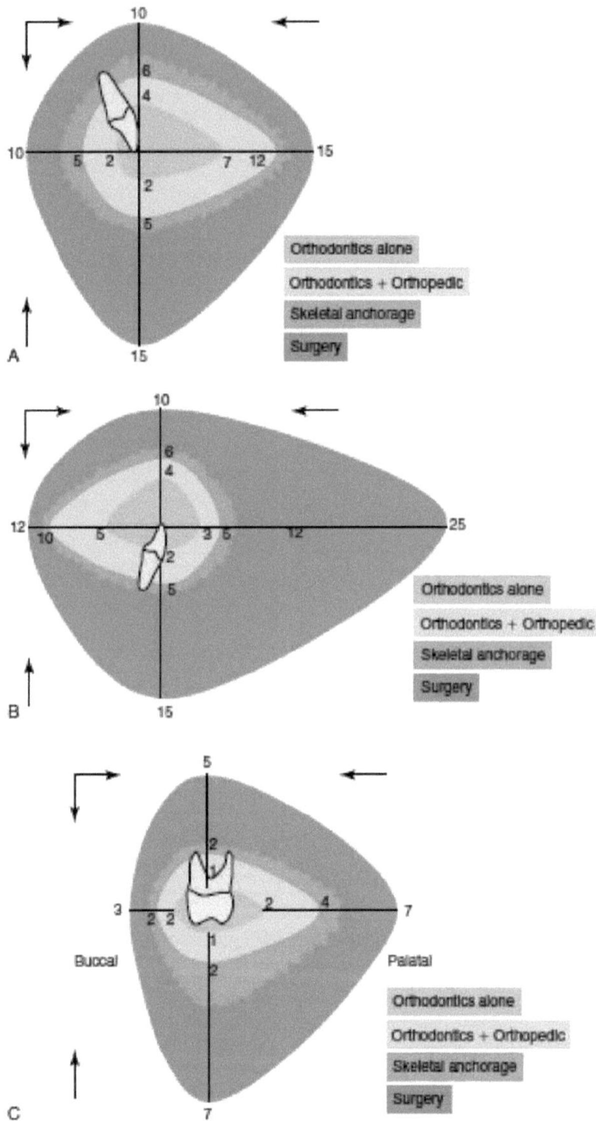

Figura 12: O envelope de discrepância redefinido. A zona verde mostra a ancoragem esquelética. A razão pela qual a zona verde é mostrada de forma "difusa" é que só existem dados suficientemente fiáveis para fazer estimativas neste momento. A mesma limitação é a razão pela qual não existe uma figura que represente o envelope transversal mandibular. Extraído de Graber LW, Vig KW, Huang GJ, F ~ Orthodontics-e-book: current principles and

techniques. Elsevier Health Sciences. 2022. Página 212.

DIMENSÃO TRANSVERSAL

A arcada maxilar estreita é uma má oclusão relativamente comum entre os pacientes ortodônticos, e a expansão da arcada maxilar é frequentemente necessária em várias formas de anomalias craniofaciais e deformidades dentofaciais. A abordagem cirúrgica é geralmente recomendada para pacientes esqueleticamente maduros. As principais estruturas que resistem à expansão da maxila são o contraforte zigomático, a sutura pterigopalatina e a sutura interdigitante palatina mediana. (Figura 13) A maxila pode dividir-se quando estas estruturas são separadas cirurgicamente. No entanto, por vezes, com a expansão palatina rápida assistida cirurgicamente (SARPE), a região anterior da maxila é alargada significativamente mais do que a região posterior, porque a disjunção pterigopalatina não é muitas vezes efectuada completamente. Para além disso, a SARPE provoca a rotação lateral das metades maxilares, tal como se observa com os resultados dos expansores palatinos rápidos suportados por dentes. (19)

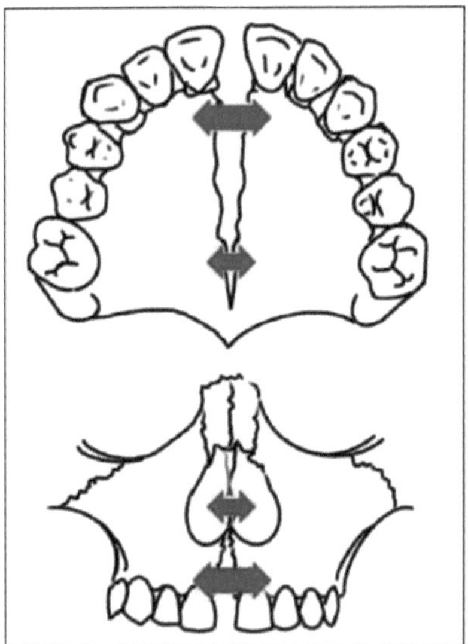

Figura 13: Padrão de expansão com o SARPE e expansores fixos nos dentes. A expansão com o SARPE e expansores fixos nos dentes resulta numa expansão em forma de "V", porque a força

de expansão é aplicada anterior e inferiormente às estruturas resistentes. Retirado de Moon W. Maxillary expansion in skeletally mature patients with TADs. Dispositivos de Ancoragem Temporária em Ortodontia Clínica. 2020; 6:223-232.

Quando os microimplantes foram introduzidos pela primeira vez na ortodontia, vários ortodontistas tiveram ideias semelhantes para os incorporar em dispositivos de expansão para criar um aparelho de suporte ósseo. Técnica MARPE desenvolvida pelo Dr. Won Moon e colegas da Universidade da Califórnia - Los Angeles (UCLA). (Figura 14) Existem muitos expansores palatinos rápidos assistidos por microimplantes (MARPEs) para auxiliar essa expansão esquelética.

O design do expansor era um RPE hyrax combinado com quatro braços de extensão feitos de aço inoxidável rígido redondo de 0,9 mm soldado sob o corpo do parafuso de encaixe para a acomodação dos mini-implantes. O expansor MARPE foi fornecido com 4 microimplantes (1,5 X 11 mm) inseridos nas ranhuras de 1,5 X 2 mm do aparelho. As ranhuras de inserção asseguram um ajuste preciso com os microimplantes e garantem que os microimplantes estão numa posição perpendicular segura. O comprimento de 11 mm foi escolhido tendo em conta a altura de 2 mm das ranhuras de inserção, o espaço de 1 a 2 mm entre o aparelho e a superfície palatina, a espessura gengival de 1 a 2 mm e um mínimo desejado de 5 a 6 mm de envolvimento ósseo. O objetivo era promover o encaixe bicortical dos microimplantes no palato.

Estes sistemas aumentaram efetivamente a dimensão transversal da maxila com menos movimentos dentários, mas a expansão da região anterior e inferior foi maior do que a da região posterior e superior. [19-20]

A taxa de expansão pode ser baseada no protocolo desenvolvido pelo Dr. Won Moon através da experiência clínica com o aparelho MARPE e foi adotado pela clínica ortodôntica da Universidade da Califórnia em Los Angeles. (Tabela 1)

Um estudo retrospetivo de Cantarella et al. mostrou que a eficiência da abertura da sutura palatina mediana (rácio entre a abertura do parafuso de expansão e a separação da sutura) para o MARPE foi de 71% e 63% na parte anterior e posterior, respetivamente. (21)

Age of the patient	Initial expansion rate	Expansion rate after opening of diastema
Early teens	3 turns/week	3 turns/week
Late teens	1 turn/day	1 turn/day
Adults	2 turns/day	1 turn/day
Older patients (>30 years)	>2 turns/day	1 turn/day

Tabela 1: Taxas de expansão sugeridas para diferentes grupos etários. Retirado de Moon W. Maxillary expansion in skeletally mature patients with TADs (Expansão maxilar em pacientes esqueleticamente maduros com DATs). Dispositivos de Ancoragem Temporária em Clin Orthod.2020; 6:223-232.

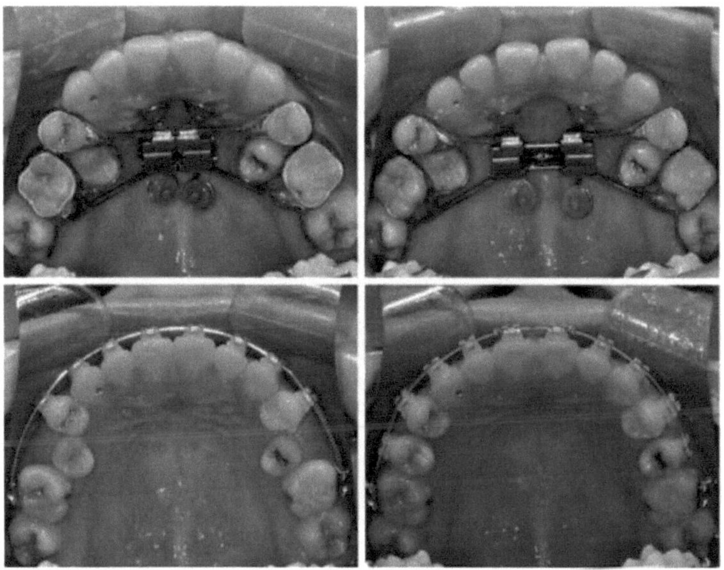

Figura 14: MARPE para expansão e alinhamento da arcada maxilar. Extraído de Lee KJ, Choi SH, Choi TH, Shi KK, Keum BT. Expansão transversal da maxila em adultos: justificativa, desenho do aparelho e resultados do tratamento. Semin Orthod. 2018; 24:52-65.

O expansor esquelético maxilar (MSE) (Figura 15) é um tipo particular de MARPE, desenvolvido pela primeira vez por volta de 2003, que tem evoluído ao longo do tempo. O MSE foi especificamente concebido para aplicar a força de expansão mais posteriormente contra os ossos do contraforte zigomático e as suturas pterigopalatinas, e mais superiormente contra a sutura palatina média e as suturas perimaxilares posicionadas superiormente. O jackscrew é posicionado entre os primeiros molares superiores medialmente ao pilar zigomático, ao contrário de outros desenhos MARPE. Quatro microimplantes são utilizados para fixar o parafuso de fixação, adaptados à abóbada do palato maxilar. Com a expansão, é aplicada uma força lateral diretamente na sutura médio-platina. Esta distribuição de forças promove uma expansão mais uniforme no sentido ântero-posterior. ()[21]

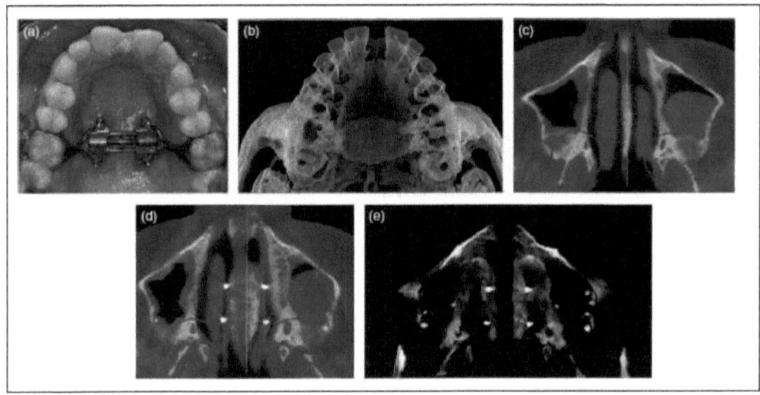

Figura 15: (a) A MSE é posicionada imediatamente anterior ao palato mole, de modo a aplicar uma força de expansão diretamente nos ossos do pilar zigomático. (b) Imagens de CBCT sobrepostas antes e depois da MSE. A MSE é posicionada entre os ossos do pilar zigomático, e a divisão sutural é paralela. (c) Sutura pterigopalatina intacta antes da expansão por MSE. (d) Desarticulação completa da sutura pterigopalatina com a MSE. (e) Imagem de CBCT ilustrando uma divisão paralela da sutura palatina média por MSE. Retirado de Cantarella D, Dominguez-Mompell R, Mallya SM, Moschik C, Pan HC, Miller J, Moon W. Alterações nas suturas palatina mediana e pterigopalatina induzidas pelo expansor esquelético suportado por microimplantes, analisadas com um novo método 3D baseado em imagens de CBCT. Prog Orthod. 2017; 18:1-12.

Park et al. relataram que a expansão do esqueleto maxilar representou 37%, enquanto a expansão alveolar representou 22% da expansão total obtida pelo MARPE. (Figura 16) Estes rácios são mais elevados do que os da RPE convencional, o que indica que o MARPE promove alterações esqueléticas. [(22)]

O modo de separação da sutura palatina mediana foi diferente do RPE convencional. Foi registada uma separação paralela da sutura, com 90% de relação antero-posterior, em contraste com o RPE convencional, que mostra uma maior abertura na parte anterior e uma menor abertura na parte posterior. (23)

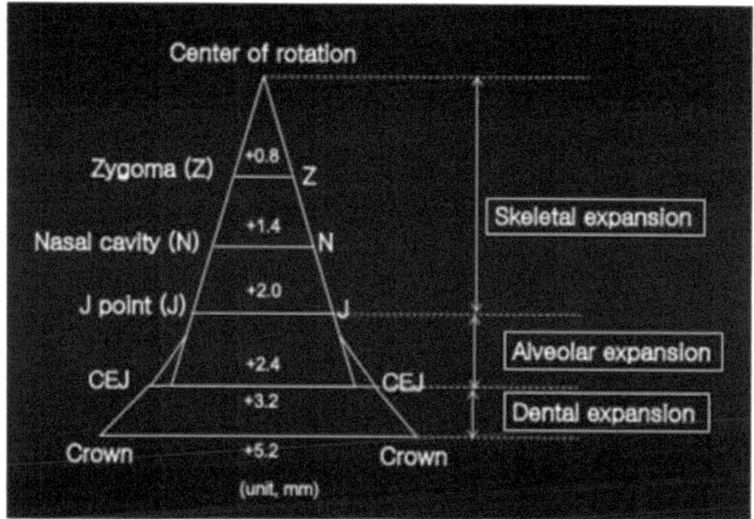

Figura 16: Diagrama esquemático das alterações na dimensão transversal após a expansão rápida do palato assistida por mini-implante. Retirado de Park JJ, Park YC, Lee KJ, Cha JY, Tahk JH, Choi YJ. Alterações esqueléticas e dentoalveolares após expansão palatina rápida assistida por mini-implante em adultos jovens: um estudo de tomografia computorizada de feixe cónico. Korean J Orthod. 2017; 47:77-86.

Os estudos sobre as alterações dos tecidos moles com o MARPE são escassos. Um estudo retrospetivo realizado por Lee, Seung-Ryeol, et al. utilizando scanners faciais para investigar as alterações dos tecidos moles nasais após

A MARPE mostrou que a maioria dos pontos de referência dos tecidos moles à volta da região nasal apresentam alterações de posição significativas após a MARPE em adultos. O nariz tende a alargar-se e a mover-se para a frente e para baixo. O volume nasal pós-tratamento também pode apresentar um aumento significativo em relação ao volume inicial. (24)

Outro estudo retrospetivo realizado por Abedini, Sara, et al. em pacientes adultos, que examinou áreas mais extensas do rosto e forneceu dados de acompanhamento mais longos (1 ano após a expansão), mostrou que a área paranasal e o lado medial da bochecha exibiam a maioria das alterações e apresentavam movimentos para a frente e para fora. Estas alterações não recidivam após um ano. Essas alterações nos tecidos moles podem estar associadas a mudanças na posição da maxila após a expansão. ()[25]

Num estudo MEF realizado por MacGinnis et al. foi desenvolvido um modelo de malha tridimensional (3D) do crânio e das suturas maxilares associadas, utilizando imagens de tomografia computorizada (TC) e o software de modelação Mimics. O objetivo do estudo foi comparar as tensões de expansão transversais na expansão palatina rápida (RPE) e na MARPE. As forças de expansão distribuídas em diferentes pontos da maxila foram comparadas e avaliadas com o software de simulação ANSYS. As tensões distribuídas pelas forças aplicadas nos dentes superiores foram distribuídas principalmente ao longo das trajetórias dos três contrafortes maxilares.

O MARPE mostrou tensão e compressão direcionadas para o palato, enquanto mostrou menos rotação e inclinação do complexo maxilar. Para além disso, o hyrax convencional apresentava uma rotação da maxila em torno dos dentes, em oposição à sutura palatina média do MARPE. Estes dados sugerem que o MARPE fez com que a maxila se dobrasse lateralmente, evitando a rotação indesejada do complexo. Assim, o MARPE pode ser benéfico para pacientes hiperdivergentes, ou para aqueles que já experimentaram o fechamento precoce da sutura palatina mediana, que necessitam de expansão palatina que pioraria com a inclinação vestibular dos dentes ou do complexo maxilar. [(26)]

Numa revisão sistemática efectuada por Sarah Abu Arqub et al. foram avaliados estudos prospectivos aleatórios (RCT) e não aleatórios (Non-RCT) sobre a influência da abordagem de expansão rápida do palato assistida por mini-parafuso (MARPE) nas vias aéreas e na respiração de crianças e adolescentes. (27)

A conclusão da revisão sistemática foi a seguinte,

1. Verificou-se uma fraca correlação entre a função nasal e o volume das vias aéreas.
2. O MARPE não conduziu a uma alteração significativa do volume das vias aéreas e da área de secção transversal mínima em comparação com o RPE e os controlos em crianças e adolescentes entre os 10 e os 17 anos de idade.
3. Verificou-se uma alteração significativa a curto prazo na força muscular, na resistência nasal e no fluxo de ar, favorecendo o MARPE em relação ao RPE convencional.

Jonathan Dzingle et al. relataram a correção da mordida cruzada posterior unilateral com U-MARPE para evitar a sobreexpansão indesejada e a mordida cruzada iatrogénica que podem surgir como efeitos secundários se a expansão rápida convencional da maxila for efectuada nestes casos. ()[28]

O aparelho U-MARPE foi colocado com 2 mini-implantes (2×8 mm, 3M Unitek, St. Paul, MN) no osso palatino direito e bandas no primeiro molar e primeiro pré-molar superiores esquerdos. A ativação foi iniciada com uma volta por dia durante 2 semanas. A mordida cruzada do lado esquerdo foi corrigida após a expansão. O expansor foi estabilizado durante 5 meses após a expansão. O desenho do aparelho U-MARPE foi feito de tal forma que a força de expansão foi sentida pelos DATs do lado sem mordida cruzada e pelos molares e pré-molares do lado com mordida cruzada, que são bandados como na ERM convencional. O objetivo do U-MARPE era permitir a expansão do lado com mordida cruzada sem efeitos clínicos colaterais no lado oposto, pois a ancoragem óssea dos DATs diretamente cimentados à ERM evitava qualquer expansão dentária, dentoalveolar e esquelética indesejável no lado sem mordida cruzada. (Figura 17).

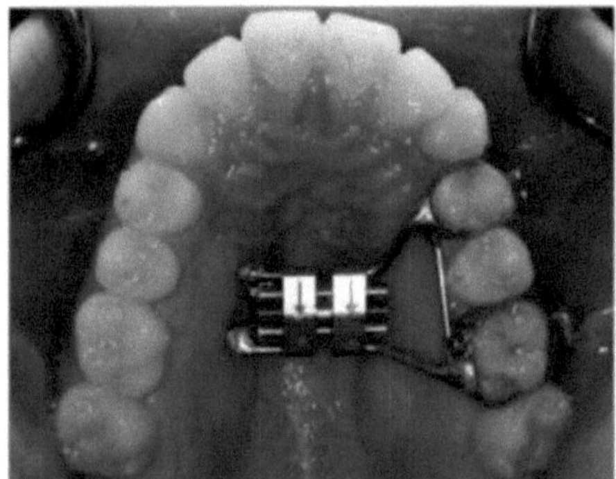

Figura 17: O U MARPE. Retirado de Dzingle J, Mehta S, Chen PJ, Yadav S. Correção da mordida cruzada posterior unilateral com U-MARPE. Turk J Orthod. 2020; 33: 192-196.

Chen et al. avaliaram a morfologia condilar e as alterações de posição após a expansão palatina rápida assistida por mini-implante em pacientes adultos com má oclusão de Classe III esquelética, com desvio mandibular horizontal e mordida cruzada posterior unilateral. Os resultados do RCT afirmaram que, após o MARPE, o côndilo do lado desviado rodou medialmente e o do lado não desviado rodou lateralmente, e a mandíbula moveu-se para baixo e para trás, o que foi útil para melhorar a relação esquelética de Classe III e o desvio mandibular. A remodelação condilar foi observada em ambos os lados de pacientes adultos com má oclusão de Classe III com desvio mandibular horizontal, especialmente no lado desviado após o MARPE. Em pacientes adultos com má oclusão de Classe III com defciência transversal da maxila e leve desvio mandibular, a correção da largura transversal pode ajudar a evitar a cirurgia, reduzindo custos e riscos. ()[29]

Para resumir os efeitos do MARPE, podem ser classificados da seguinte forma ([30]) -

1. Expansão esquelética transversal da maxila - A expansão esquelética média variou de 1,11 mm a 4,5 mm.
2. Expansão transversal da maxila - O ICW médio variou de 2,86 mm a 5,83 mm, o IPW médio variou de 5,33 mm a 6,09 mm e o IMW médio variou de 5,4 mm a 8,32 mm.
3. Duração da expansão - O número médio de dias de expansão variou de 20 a 126 até que a quantidade necessária de expansão fosse alcançada.
4. Efeitos secundários dentários - o efeito secundário dentário mais comum é a inclinação dentária dos primeiros molares superiores. Houve uma grande variação na quantidade média de inclinação dentária, variando de -5,5° a 8,01°.
5. Efeitos secundários periodontais - Verifica-se uma diminuição da espessura média do osso bucal, que varia entre -0,36 mm e -0,60 mm, e uma diminuição da altura alveolar bucal/nível da crista, que varia entre 0,74 mm e 1,7 mm.
6. Efeitos nos tecidos moles - O nariz tende a alargar-se e a mover-se para a frente e para baixo e o volume nasal pós-tratamento apresenta um aumento relativamente ao volume inicial.

DIMENSÃO SAGITAL

Qualquer desvio da oclusão normal é designado por má oclusão ou pode também ser definido como qualquer desvio de um contacto fisiologicamente aceitável entre as arcadas dentárias opostas. Edward angle, em 1899, classificou a má oclusão em três classes principais designadas pelos números romanos I, II e III. As discrepâncias sagitais incluem estas más oclusões em relação ao plano antero-posterior.

I. Utilização de TADS no tratamento da protrusão bimaxilar de classe I-

A protrusão bimaxilar é uma caraterística caracterizada por incisivos superiores e inferiores protrusivos e proclinados e por um aumento da procumbência dos lábios e um grau de proeminência labial superior à média. ([31]) A protrusão bimaxilar, também conhecida como protrusão dentoalveolar ou protrusão bialveolar, ocorre quando os incisivos superiores e inferiores estão proclinados em relação às suas bases dentárias e à base do crânio, levando a uma proeminência dos tecidos moles. ()[32]

Em anos anteriores, métodos convencionais de reforço de ancoragem foram utilizados de acordo com a necessidade de fechamento de espaço, como aparelhos extrabucais, arcos transpalatais, bandagem dos segundos molares e aplicação de momentos diferenciais. [(33)] Uma revisão sistemática realizada por Samira Diar-Bakirly et al. avaliou a eficácia do arco transpalatino (TPA) como dispositivo de ancoragem na prevenção da mesialização dos molares superiores durante a retração dos dentes anteriores após a extração de pré-molares em casos de protrusão bimaxilar. As conclusões do estudo foram que, o TPA sozinho não forneceu ancoragem suficiente durante a retração em massa ou para casos de retração em duas etapas, quando se procura a ancoragem máxima. O uso combinado de TPA e aparelho extrabucal não melhorou a ancoragem quando comparado com TADs. Mesmo durante a retração de caninos usando apenas TPA e arco de utilidade, o uso adjunto de TADs resultou num melhor controlo de ancoragem. A TPA combinada com outras técnicas de ancoragem convencionais pode ser considerada como um meio de ancoragem adequado apenas na retração dos caninos e não na retração em massa. Uma média de 2,5mm de movimento mesial dos molares foi observada mesmo com o uso de TPA. ()[34]

Num ensaio de controlo aleatório realizado por Upadhyay et al. a ancoragem de mini-implantes foi utilizada para a retração em massa dos dentes anteriores superiores, em comparação com os métodos convencionais de reforço de ancoragem. Foram colocados mini-implantes de titânio (1,3 mm de diâmetro, 8 mm de comprimento) entre as raízes do primeiro molar e do segundo pré-molar nos 4 quadrantes. Uma mola helicoidal fechada de NiTi de 150 gramas, pré-calibrada, ligando a cabeça de cada MI com o gancho correspondente distal aos caninos, produziu a força de retração apropriada, que foi dirigida para cima e para trás na arcada superior e para baixo e para trás na arcada inferior. Foram alcançados níveis mais elevados de verticalização dos incisivos inferiores no grupo em que foram utilizados implantes para retração em massa, com uma retração e verticalização média de 14,22°, em comparação com a alcançada no grupo em que foram utilizados métodos convencionais de ancoragem, que foi de 10,22° . Os mini-implantes colocados no osso interradicular maxilar e mandibular proporcionaram uma ancoragem absoluta para a retração em massa dos dentes anteriores, em comparação com os métodos de ancoragem convencionais, nos quais se observou uma perda de ancoragem após a retração em massa. [(33)]

O controlo da dimensão vertical é muito difícil com a mecanoterapia com aparelho fixo em pacientes com ângulo elevado moderado a severo e com proclinação severa dos dentes anteriores. A extrusão dos dentes posteriores é uma sequela desfavorável da mecânica convencional nesses pacientes, principalmente se forem adultos. Upadhyay et al. relataram o caso de 3 pacientes que foram tratados com mini-implantes (diâmetro, 1,3mm; comprimento, 8mm) colocados entre as raízes do segundo pré-molar e do primeiro molar para retração em massa dos dentes anteriores. O sistema de força biomecânica desenvolvido não só manteve a ancoragem absoluta, como também proporcionou um controlo efetivo sobre a dimensão dentoalveolar posterior, de modo a obter uma melhoria dramática na estética facial. Foi registada uma pequena mas significativa autorrotação da mandíbula, o que levou a um aumento da proeminência do queixo em todos os 3 pacientes. A retração dos anteros que foi conseguida foi superior a 8 mm com um excelente controlo dos molares nos planos sagital e vertical do espaço. Assim, com um diagnóstico e um planeamento de tratamento precisos (Figura 18), a ancoragem de mini-implantes pode ser uma alternativa possível à cirurgia ortognática em pacientes com limites semelhantes. [35]

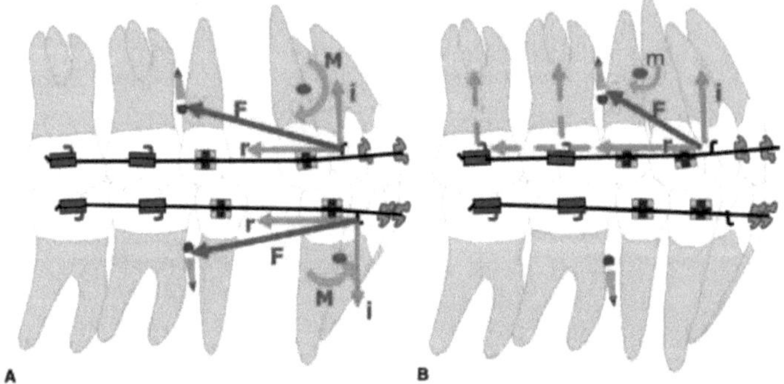

Figura 18: Desenho biomecânico do sistema de forças envolvido: A, durante a retração em massa dos dentes anteriores com ancoragem em mini-implantes. Aqui, F >> r > i. B, após o fechamento do espaço, com a retração dos dentes anteriores superiores ainda em andamento. Nota-se o aumento da angulação da força total em relação ao plano oclusal. Aqui, F >> r ~ i) (F, força total; I, componente intrusiva; r, componente retrativa; M, momento no segmento anterior; m, momento em toda a arcada). Extraído de Upadhyay M, Yadav S, Nagaraj K, Patil S. Efeitos do tratamento com mini-implantes para retração em massa dos dentes anteriores em pacientes com protrusão

dentária bialveolar: um estudo controlado randomizado. Am J Orthod Dentofacial Orthop. 2008; 134:18-29.

Num ensaio clínico prospetivo realizado por Abhita Malhotra et al., foi efectuado um estudo comparativo utilizando a ancoragem de mini-implantes e métodos de ancoragem convencionais para retrair a

dentes. (36)

Os resultados do estudo foram os seguintes,

1. Movimentos dos molares - No grupo de implantes, o molar apresentou, embora de forma insignificante, um movimento distal líquido de -0,34 ± 0,83 mm na mesial e 0,37 ± 0,82 mm no aspeto distal do molar. Mas o grupo convencional mostrou um movimento mesial altamente significativo de 1,0 ± 0,37 mm na mesial e 1,18 ± 0,37 mm na distal. Verticalmente, uma intrusão líquida de -0,50 ± 0,67 mm na mesial e -0,67 ± 0,99 mm na distal, mas alguma extrusão também foi observada no grupo de implantes. No entanto, o grupo convencional apresentou apenas extrusão. O grupo de implantes apresentou uma inclinação distal líquida dos molares de 0,563,07 (ganho de ancoragem), mas o grupo convencional apresentou uma inclinação mesial significativa de -2,25 ± 1,22 (perda de ancoragem).

2. Movimentos dos incisivos superiores - Foi obtida uma maior retração dos incisivos no grupo de implantes (-5,0 ± 1,19 mm) do que no grupo convencional (-3,12 ± 0,44 mm). Verticalmente, o ápice do incisivo superior no grupo de implantes mostrou uma intrusão significativa de -1,0 ± 0,75 mm, mas o bordo incisal intruiu em menor grau (-0,53 ± 1,05 mm). O grupo convencional apresentou uma extrusão incisal significativa. Portanto, a diferença intergrupo foi significativa. A proclinação incisal diminuiu em -11,25 ± 3,44° no grupo de

implantes e em -7,56 ± 3,81° no grupo convencional.

3. Taxa de retração - A retração alcançada com os implantes em 4 meses foi de 5,0 mm (1,25 mm/mês) e 3,125 mm (0,78 mm/mês) no grupo convencional.
4. Tipo de movimento dentário - Verificou-se 62,5% de inclinação controlada no grupo dos implantes. Também se registou alguma inclinação controlada com movimento corporal. Este movimento foi mais elevado em percentagem do que no grupo convencional (25%). O grupo convencional apresentou maioritariamente inclinação não controlada (75%). A inclinação não controlada não foi observada no grupo de implantes (0%).

Numa revisão sistemática efectuada por Yan Liu et al. foram avaliadas as alterações dos tecidos moles em pacientes com protrusão dentoalveolar tratados com ancoragem máxima. O ângulo nasolabial mostrou maiores alterações no grupo dos mini-implantes do que no grupo da ancoragem convencional, com uma diferença média ponderada de 3,52° . Verificou-se uma diminuição do ângulo de convexidade facial no grupo dos mini-implantes em comparação com os sistemas de ancoragem convencionais, com uma média de 22,33±1,37° no grupo dos implantes e 21,17±1,91° no grupo da ancoragem convencional. [(37)]

Assim, para concluir, o uso de DATs em casos de protrusão bimaxilar mostrou uma perda de ancoragem estatisticamente significativa menor do que as técnicas tradicionais de reforço de ancoragem. O uso de DATs mostrou menor tempo de tratamento em casos de protrusão bimaxilar e isso foi estatisticamente significativo. [(38)]

II. Utilização de TADS no tratamento da má oclusão de Classe II-

Uma das utilizações contemporâneas mais importantes dos Dispositivos de

Ancoragem Temporária, também conhecidos como DATS, é a retração dos dentes anteriores, mais frequentemente necessária em casos de protrusão bimaxilar ou em casos de Classe II dentoalveolar que envolvam a extração de pré-molares. A retração dos dentes anteriores com os DATs é realizada de duas formas gerais. Na primeira, chamada de ancoragem direta, a unidade ativa é fixada ao DAT e ignora a ancoragem nos outros dentes. (Figura 19). Na segunda abordagem, chamada de ancoragem indireta, os dentes tradicionais que compõem a unidade de ancoragem ou reativa são amarrados ao DAT, ou seja, a unidade a ser movimentada não é fixada diretamente no DAT (Figura 20).

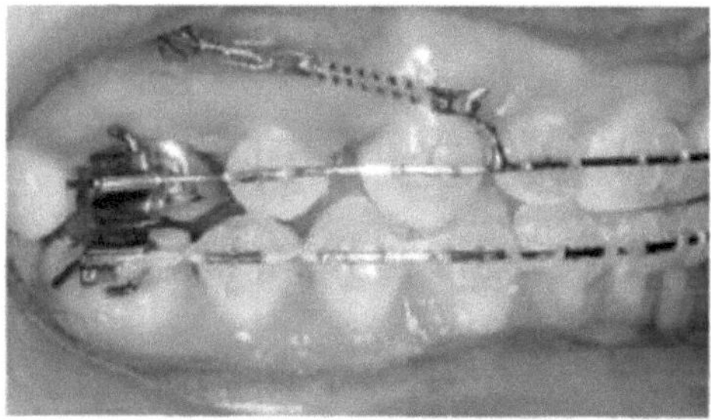

Figura 19: A ancoragem direta. Extraído de Soni DM, Sharma R. Retração de dentes anteriores com dispositivos de ancoragem temporária (TADS) - Uma revisão. EAS J Dent Oral Med. 2022; 4:132-140.

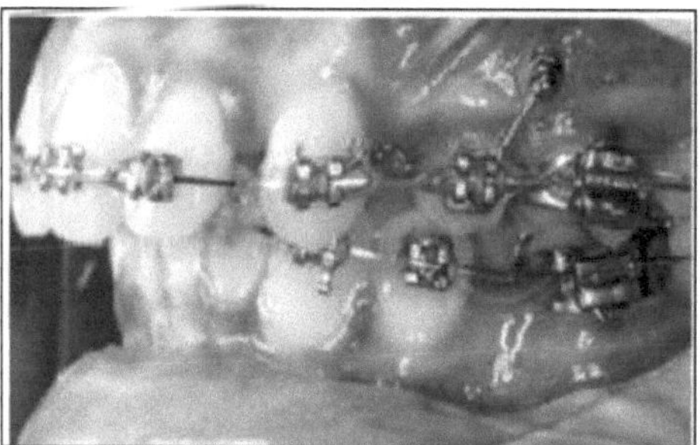

Figura 20: A ancoragem indireta. Extraído de Soni DM, Sharma R. Retração de dentes anteriores com dispositivos de ancoragem temporária (TADS) - Uma revisão. EAS J Dent Oral Med. 2022; 4:132-140.

Vários autores conceberam diferentes métodos utilizando DATs para retrair os dentes anteriores superiores em pacientes com extração de Classe II não complacentes. Alguns deles foram discutidos por Soni et al. [39]

A abordagem convencional usando braquetes linguais de rotina pode ser utilizada para retração dos dentes anteriores se os requisitos de ancoragem não forem severos. Braços de força são fixados ao arco entre o incisivo lateral e o canino e dois TADs são colocados no palato logo distal à margem distal da superfície palatina do primeiro molar. Os elásticos são ligados aos braços de força dos TADs para gerar a força de retração. (39) (Figura 21)

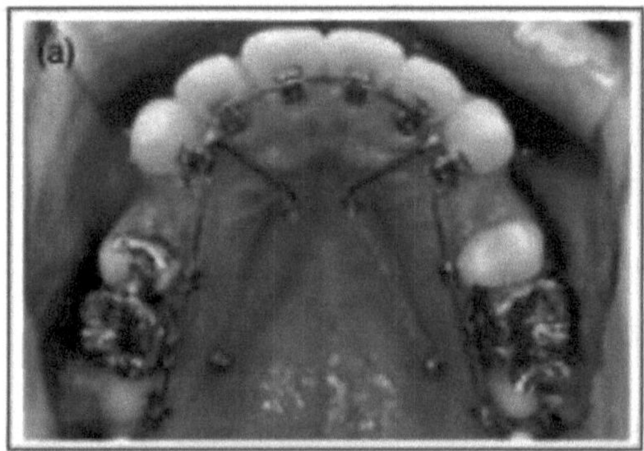

Figura 21: Retração utilizando braquetes linguais convencionais. Extraído de Soni DM, Sharma R. Retração de Dentes Anteriores com Dispositivos de Ancoragem Temporária (TADS) - Uma Revisão. EAS J Dent Oral Med. 2022; 4:132-140.

Park et al. descreveram uma abordagem segmentar usando um aparelho palatino conectado a dois mini-implantes palatinos médios. Quatro mini-implantes ortodônticos (Orlus, Seul, Coreia), com 2 mm de diâmetro e 7 mm de comprimento, foram implantados - 2 na área palatina mediana, separados por 10 mm, e os outros 2 no osso alveolar interproximal, entre o segundo pré-molar superior e o primeiro molar de cada lado. O arco transpalatino suportado por mini-implantes (TPA) foi feito com fio de aço inoxidável de 0,9 mm. (O TPA dobrado tem um gancho ao qual estão ligadas cadeias elásticas para dar a força de retração). A parte central do fio dobrado foi soldada com uma malha metálica (3,0 X 12,0 mm) e depois colada aos mini-implantes palatinos médios. O TPA suportado pelo mini-implante foi utilizado como ancoragem absoluta indireta no lado palatino. Dois objectivos principais desta abordagem foram: primeiro, reduzir o tempo de uso de aparelhos visíveis pelo paciente. Isto é conseguido através da retração de 6 dentes anteriores por splinting no lado lingual sem aparelhos durante o período de retração inicial. O segundo objetivo foi obter o tipo de movimento desejado dos dentes, utilizando mini-implantes ortodônticos e uma técnica de arco segmentado. (Figuras 22 e 23). Os dentes foram retraídos em aproximadamente 6,1mm, através de um braço extensor ligado ao aparelho palatino por meio de uma corrente elastomérica. [(40)]

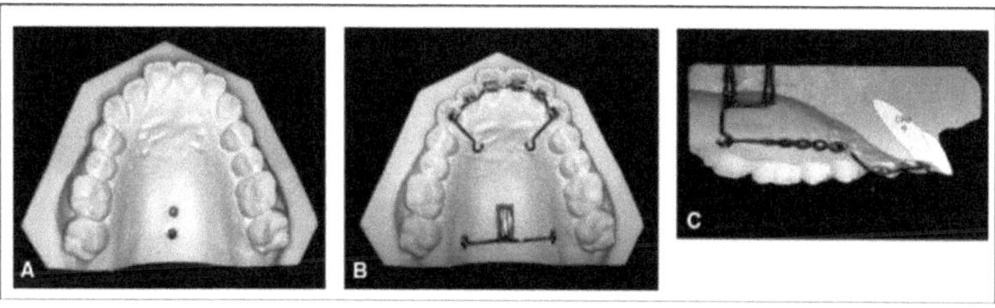

Figura 22: Procedimentos de fabrico do aparelho. A- Dois mini-implantes ortodônticos aplicados no palato médio. B- Braço de alavanca soldado em malha foi colado às superfícies linguais e o TPA suportado por mini-implantes foi colado aos mini-implantes. C- Secção sagital do gesso mostrando a linha de força de retração. Retirado de Park YC, Choi YJ, Choi NC, Lee JS. Retração segmentar estética dos dentes anteriores superiores com um aparelho palatino e mini-implantes ortodônticos. Am J Orthod Dentofacial Orthop. 2007; 131:537-44.

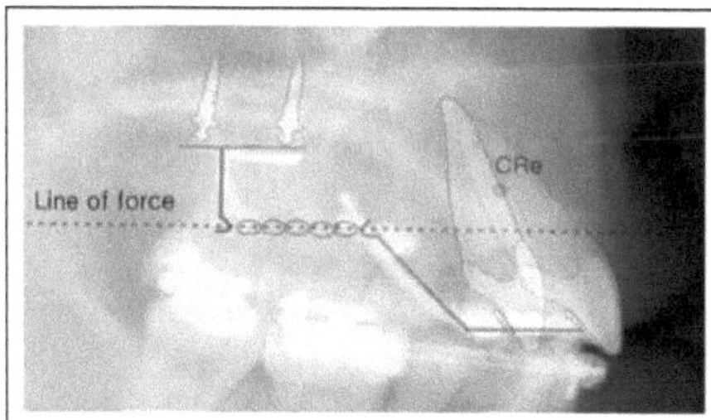

Figura 23: Linha de força e centro de resistência dos dentes anteriores no cefalograma lateral do paciente, quando o aparelho estava montado. Extraído de Park YC, Choi YJ, Choi NC, Lee JS. Retração segmentar estética dos dentes anteriores superiores com um aparelho palatino e mini-implantes ortodônticos. Am J Orthod Dentofacial Orthop. 2007; 131:537-44.

Suzuki e Suzuki et al. propuseram um gancho de tração ajustável com um braço de força longo, com o objetivo de proporcionar um controlo mais preciso do torque anterior durante a retração dos dentes anteriores e o encerramento do espaço com MIs após a extração dos primeiros pré-molares superiores. Esses ganchos foram confeccionados com fio de aço inoxidável 0,024" com 7 mm de comprimento e foram utilizados para a fixação de correntes de força ou molas helicoidais fechadas de NiTi. O vetor de força era superior ao plano oclusal, não apenas quase paralelo ao plano oclusal, mas também passando muito próximo ao CR dos dentes anteriores, proporcionando um movimento quase corpóreo desses dentes. [(41)] (Figura 24).

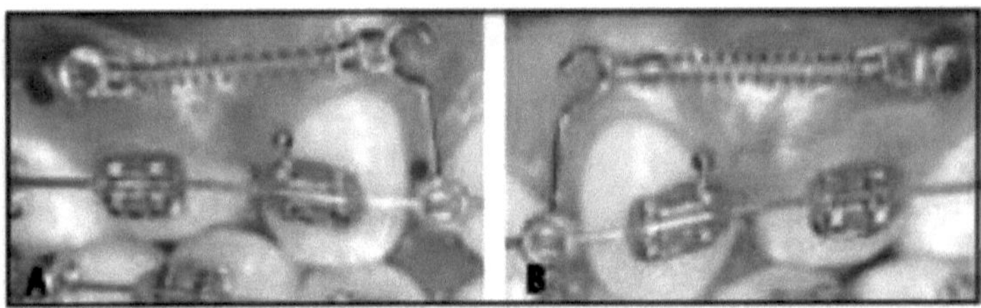

Figura 24: A versão direita (A) e esquerda (B) do gancho de tração ajustável para fixação a molas helicoidais de NiTi (ou cadeias de força). Retirado de Suzuki EY, Suzuki B. Ganchos de tração ajustáveis para controlo do torque anterior com ancoragem de mini-parafusos. J Clin Orthod: JCO. 2007; 41:14-19.

A distalização dos molares superiores é um método de tratamento ortodôntico que vem ganhando importância desde os últimos anos para a correção da má oclusão de Classe II dentária pura. No passado, vários aparelhos, incluindo aparelhos extrabucais, pêndulos, gabaritos de Jones e jatos distais, foram convencionalmente utilizados para a distalização dos molares superiores. No entanto, a distalização está frequentemente associada a efeitos adversos, como a perda de ancoragem e a inclinação descontrolada. Com a utilização de TADs (dispositivos de ancoragem temporária) é possível obter um bom controlo da ancoragem e, assim, ter um movimento dentário previsível sem o risco de recidivas da má oclusão. [(42)]

Sa'aed et al. estudaram os efeitos esqueléticos e dentários da distalização de molares utilizando uma placa de ancoragem palatina modificada (MPAP) (Figura 25) em adolescentes. A MPAP possui uma barra palatina com dois ganchos que se estendem ao longo das margens gengivais dos dentes e foi colada aos primeiros molares superiores. A distalização foi iniciada com o encaixe de elásticos ou molas de NiTi em espiral fechada entre os entalhes do braço do MPAP e os ganchos da barra palatina, aplicando aproximadamente 300g de força por lado. A quantidade de distalização obtida foi de 3,1mm, com 3,3mm de retração dos incisivos com o MPAP. Verticalmente, com o uso do MPAP, observou-se uma leve extrusão dos primeiros molares superiores. [(43)]

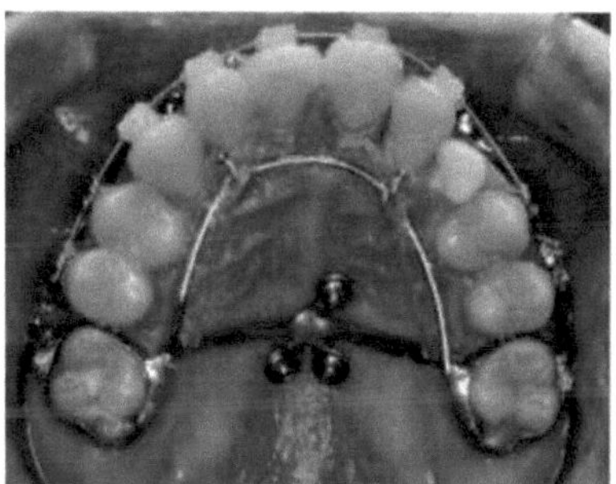

Figura 25: O MPAP colocado no palato de um paciente com dentição mista tardia. Retirado de Sa'aed NL, Park CO, Bayome M, Park JH, Kim Y, Kook YA. Efeitos esqueléticos e dentários da distalização de molares usando uma placa de ancoragem palatina modificada em adolescentes. Angle Orthod. 2015; 85:657664.

Sung Youn Jo et al. compararam os efeitos do tratamento esquelético, dentário e dos tecidos moles da terapia sem extração utilizando a placa C-palatina modificada (MCPP) com os do tratamento de extração de pré-molares (PE) em pacientes adultos com má oclusão de Classe II. As MCPPs foram instaladas usando três mini-implantes de 8 mm de comprimento e 2,0 mm de diâmetro. Os resultados do estudo foram tais que o grupo MCPP sem extração apresentou 3,4 mm de retração, 1,0 mm de extrusão e 7,3° de inclinação lingual do incisivo central superior. Também apresentou 4,0 mm de distalização e 1,3 mm de intrusão com 2,9° inclinação distal dos primeiros molares superiores. Em comparação, o grupo de extração de pré-molares apresentou 5,3 mm de retração do incisivo central superior e 14,8° retroinclinação, 5,1 mm de retração do incisivo mandibular e 2 mm de retração do lábio superior. [44]

Young et al. propuseram o uso de miniimplantes com gabaritos deslizantes para a distalização de molares superiores. Os MIs foram implantados vestibularmente no espaço inter-radicular entre os segundos pré-molares e primeiros molares superiores. Em seguida, um arco maxilar foi colocado na arcada superior, com um gabarito deslizante fixado em cada lado do arco. Finalmente, cada MI foi conectado através de molas helicoidais de níquel-titânio (NiTi) ao gabarito deslizante correspondente, e uma força contínua de distalização foi aplicada aos primeiros molares superiores. A distalização intra-arco demorou apenas 2,5 meses para corrigir a relação molar de uma relação "end on" para uma Classe I.[45] (Figura 26).

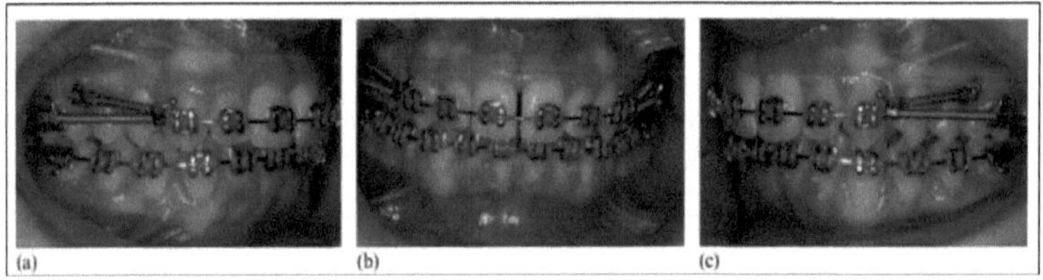

Figura 26: Início da força de distalização do molar utilizando o gancho de bola deslizante (jig). Extraído de Young KA, Melrose CA, Harrison JE. Sistemas de ancoragem esquelética em ortodontia: ancoragem absoluta. Um sonho ou realidade? J Orthod. 2007; 34:101-110.

Em uma revisão sistemática realizada por Mohamed et al., foram avaliados os efeitos quantitativos dos aparelhos suportados por mini-implantes para a distalização dos molares superiores na má oclusão de Classe II. Os valores médios de distalização dos molares variaram de 1,8 mm a 6,4 mm. A média de inclinação distal dos molares variou de 1,658 a 11,38. O movimento distal médio dos pré-molares e incisivos variou de

1,75mm a 5,4mm e de 0,1mm a 2,7mm, respetivamente. Assim, os aparelhos suportados por mini-implantes são efetivos na distalização dos molares, com movimento distal dos pré-molares com mínima perda de ancoragem e inclinação distal dos dentes molares. (46)

III. Utilização de TADS no tratamento da má oclusão de Classe III-

1. DistalizaçãofRetracção Mandibular Ancorada em TAD

Diferentes tipos de modalidades de tratamento têm sido propostos para camuflar e corrigir relações de Classe III ligeiras a moderadas, incluindo multibrackets com elásticos de Classe III, tratamento de extração, terapia multiloop edgewise, aparelho extrabucal J-hook de tração alta, e outros. Essas técnicas proporcionam uma relação interincisal aceitável e uma oclusão estável. No entanto, a retração dos incisivos inferiores requer frequentemente uma ancoragem intra-oral ou extra-oral, e os resultados do tratamento dependem muito da cooperação do paciente. Além disso, é difícil conseguir uma distalização em grupo dos dentes mandibulares com a mecânica ortodôntica tradicional. ()[47]

Recentemente, a ancoragem de implantes demonstrou ser uma modalidade de tratamento eficaz no tratamento de uma grande variedade de más oclusões em adultos. Os DATs podem fornecer ancoragem absoluta para o movimento dentário sem a cooperação do paciente. A área retromolar é o local mais adequado para a inserção do DAT, e é o local de escolha no tratamento da Classe III. Se não houver gengiva aderida suficiente na área ideal onde o DAT deve ser colocado, então os parafusos alveolares interradiculares podem ser colocados entre o segundo pré-molar e o primeiro molar ou entre o primeiro e o segundo molares. Em particular, o uso de mini-parafusos tem ganhado aceitação entre ortodontistas e pacientes devido ao pouco desconforto, por serem relativamente não invasivos e por apresentarem menos limitações na colocação.

1. Utilização direta da TADS-

A aplicação mais simples dos DATs para o tratamento das más oclusões de Classe III é a retração direta da arcada mandibular com os DATs a serem colocados na área posterior da mandíbula. Isto é descrito como a utilização direta dos DATs. Após o nivelamento e alinhamento da arcada mandibular com aparelhos multibraquetes, molas helicoidais de fechamento em níquel-titânio ou correntes elastoméricas de 200g são colocadas entre o parafuso do DAT e o gancho fixado no fio da arcada mandibular. A área retromolar deve ser o primeiro local de escolha para a colocação de DATs em casos de Classe III, pois há massa óssea suficiente nesse local e a colocação dos parafusos não sofre interferência de raízes adjacentes, vasos sanguíneos principais e nervos. Uma solução alternativa é a colocação de uma miniplaca ou de um mini-parafuso na área interradicular, se a colocação de DATs na área retromolar for por vezes contra-indicada devido à falta de gengiva aderente. Os parafusos devem ser colocados a 10-20° em relação ao longo eixo do dente proximal. A distância interradicular pode ser de 3 mm na zona vestibular da raiz à volta dos parafusos colocados num ângulo oblíquo. Esta implantação em ângulo oblíquo permite um maior espaço interradicular para a colocação dos parafusos e a distalização da arcada dentária. ()[47]

2. Utilização indireta do TADS-

Em pacientes com falhas repetidas na colocação de parafusos na mandíbula, a má oclusão de Classe III pode ser corrigida por elásticos de Classe III que vão dos DATs colocados na maxila posterior até a dentição mandibular anterior, tipicamente até os caninos. Maxilar

Os DATs podem prevenir a proclinação indesejável dos incisivos e a extrusão dos dentes posteriores na maxila, que apareceram como uma desvantagem por causa do uso de elásticos de Classe III. [47] (Figura 27)

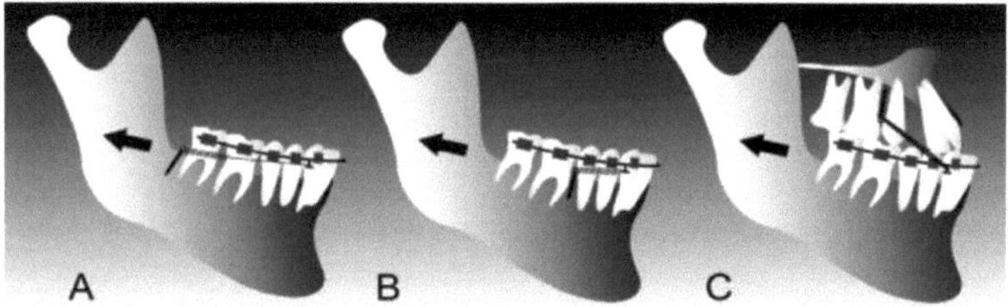

Figura 27: Ilustração esquemática do tratamento da Classe III com DATs. (A) Uso direto do TAD colocado na área retromolar. (B) Uso direto do DAT colocado na área interradicular. (C) Uso indireto do DAT com elásticos de Classe III. Retirado de Kuroda S, Tanaka E. Aplicação de dispositivos de ancoragem temporária para o tratamento de más oclusões de Classe III em adultos. Semin Orthod 2011; 17:91-97.

Num estudo retrospetivo realizado por Nakamura et al. foi feita uma avaliação comparativa dos resultados do tratamento entre dispositivos de ancoragem temporária e elásticos de Classe III em más oclusões de Classe III. No grupo dos DATs, os mini-implantes intra-arcos foram colocados na almofada retromolar (3 pacientes) ou nos lados vestibulares, entre as raízes do segundo pré-molar e primeiro molar inferiores (6 pacientes), ou entre as raízes do primeiro e segundo molares inferiores (2 pacientes). [48]

Em ambos os grupos, foram alcançadas relações adequadas de overjet e molares de Classe I, e o plano oclusal foi rodado no sentido anti-horário. No grupo dos elásticos, observou-se inclinação distal dos molares inferiores, extrusão dos incisivos inferiores e molares superiores, rotação do ângulo do plano mandibular no sentido horário e aumento do ângulo ANB. No grupo dos TADs, observou-se inclinação distal e intrusão dos molares inferiores, movimento corporal dos incisivos inferiores e redução do ângulo do plano mandibular.

Assim, no tratamento sem extração para más oclusões de Classe III, o ângulo do plano mandibular foi aumentado no grupo dos elásticos, enquanto que foi diminuído no grupo dos TADs. Assim, pode-se sugerir que os elásticos de Classe III são preferidos para pacientes com ângulo baixo e face curta, enquanto os DATs são preferidos para pacientes com ângulo alto e face longa.

2. Protracção Maxilar Ancorada em TAD

O método convencional de protracção maxilar suportado por dentes é uma forma eficiente de mover o maxilar para baixo e para a frente. No entanto, a protracção convencional da maxila não só tende a regressar ao seu fenótipo original, como também tem efeitos dentoalveolares prejudiciais, incluindo a proclinação dos anterossuperiores, a extrusão e o movimento mesial dos primeiros molares superiores e a abertura do plano mandibular, uma vez que o sistema de ancoragem é colocado nos dentes e não numa estrutura óssea. A protracção convencional da maxila pode resultar na rotação anti-horária da maxila posterior e dos molares superiores, causando assim a rotação da mandíbula para baixo e para trás. Isso aumenta a altura facial vertical, acompanhada por um crescimento mandibular horizontal subsequente que pode causar a recidiva de uma mordida cruzada anterior. ()[49]

A protracção maxilar ancorada em TAD tem impacto em cinco áreas principais de alteração favorável: A-point, orbitale, ângulo goníaco, ângulo nasal, e uma possível contribuição para a mudança condilar. O avanço da ponta A, da órbita e do nariz provém da protracção maxilar pura. A diminuição do ângulo goníaco e a remodelação posterior da fossa articular estão relacionadas com o efeito de queixo da protracção maxilar TAD, uma vez que a força é aplicada constantemente. (49)

Um estudo de Rodriguez et al. afirmou que a protração convencional da maxila mostrou que as alterações esqueléticas médias são: SNA, 1,79°; SNB, -1,16°; e ANB, 2,92°. Enquanto isso, a ancoragem esquelética com DATs pode produzir cerca de duas vezes mais avanço do osso basal maxilar em comparação com a protração maxilar convencional: SNA, 2,70°; SNB, -3,07°; e ANB, 6,07°. (50)

Existem quatro tipos diferentes de protracção maxilar ancorada em DATs que dependem da localização dos DATs e do método de tração: DATs no contraforte zigomático, DATs para tração intra-oral (placa Bollard, corretor facial: Figura 28a), DATs na parede nasal lateral (Figura 28b), e DATs no palato (hyrax híbrido: Figura 28c). Recentemente, foram também introduzidas placas palatinas (Figura 28d).

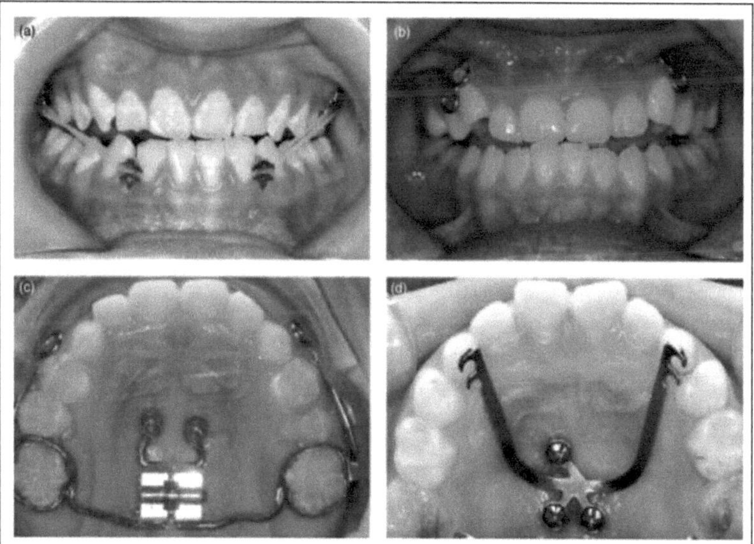

Figura 28: (a) Tração intra-oral. As miniplacas da arcada maxilar estão localizadas na crista infrazigomática. Para o arco mandibular, as áreas sinfisárias mandibulares são um local ideal para as miniplacas. (b) Parede nasal lateral (abertura piriforme). Este é o local adequado para a ancoragem do DAT, uma vez que está localizado anteriormente ao centro do complexo

nasomaxilar, ao longo da linha de ação do centro de resistência da maxila, com fácil acesso tanto para a abordagem cirúrgica como para os elásticos. (c) Hyrax híbrido. Trata-se de um tipo híbrido com expansor convencional ligado a DATs. (d) Placa palatina. A estrutura principal é uma estrutura metálica ligada aos DATs sem expansor. Retirado de Chung DH. Protracção Maxilar Ancorada em DAT. Dispositivos de Ancoragem Temporária em Clin Orthod. 2020; 6:191198.

A tabela seguinte (Tabela 2) compara os efeitos de 4 tipos diferentes de protracção maxilar ancorada em TADS versus protracção maxilar convencional suportada pelo dente, publicada por vários autores. (49)

	Tooth borne	Zygomatic buttress		Lateral Nasal Wall			Intraoral traction		Hybrid Hyrax		
Authors	Koh (51)	Lee (52)	Elnager (53)	Sar (54)	Sar (55)	Koh (51)	Cevidanes (56)	Elnager (53)	Ngan (57)	Nienkemper (58)	Maino (59)
Sample	24	10	10	15	17	19	21	10	20	16	28
A Perp mm	1.75	3.18	4.87	2.83	3.11	2.87	5.20	5.81	1.54	1.90	3.40
SNA	1.82	2.73	4.78	2.53	3.14	2.25		5.65	1.59	2.00	2.50
SNB	-1.10	- 0.77	-1.21	- 1.93	- .244	- 1.28		-0.39	-0.80	-1.40	-0.92
ANB	2.95	3.81	5.99		5.52	3.31		6.04	2.40	3.40	3.41
MP angle	1.86	1.40	2.03	1.46	1.29	0.17	-0.80	-0.98	0.24	0.40	1.64
Gonial angle		- 0.66	-3.20				-2.60	-4.18		-1.90	
SNOr	1.90		2.78			2.49		3.27			
Supplementary method											Alt RAMEC

Tabela 2: Comparação de 4 tipos diferentes de dispositivos de protracção maxilar ancorados em DAT. A Perp, distância entre o ponto A e a linha perpendicular S ou a linha perpendicular N; SNA, ponto sela-naso A; SNB, ponto sela-naso B; ANB, ponto A-naso B; ângulo do plano Mn, ângulo entre o plano da sela-naso e o plano mandibular; ângulo goníaco (Ar-Go-Me), articulare-gonion-menton; SNOr, sela-naso orbital; método Suppl, método de suplemento diferente da protracção maxilar. Extraído de Chung DH Protracção Maxilar Ancorada em DAT. Dispositivos de ancoragem temporária em Clin Orthod. 2020; 6:191-198.

Assim, os efeitos esqueléticos gerais dos quatro métodos de tração maxilar ancorados em DAT são claramente superiores aos resultados obtidos com a tração maxilar convencional suportada por dentes. Entre eles, o método de tração maxilar intra-oral registou alterações esqueléticas mais favoráveis, incluindo um maior avanço tanto do ponto A como do orbital e uma maior redução do ângulo goníaco. No entanto, a colocação de miniplacas para tração intraoral precisa de muito cuidado, especialmente na área da crista infrazigomática. Embora a tração maxilar ancorada em TAD tenha um efeito esquelético mais forte do que o tratamento convencional, a protração da maxila deve ser continuada até a fase de desaceleração do crescimento devido ao crescimento mandibular tardio.

O intervalo médio de distalização dos molares com DATs foi de 1,4-5 mm nos molares superiores e de 1,6-7 mm nos molares inferiores. ()[60]

Assim, para concluir, com a ajuda de parafusos extra-alveolares, arcos dentários inteiros podem ser movidos eficaz e eficientemente para reverter a etiologia de uma má oclusão, e assim restaurar uma estética e função óptimas, mesmo sem a necessidade de cirurgias ortognáticas.

DIMENSÃO VERTICAL

O tratamento da dimensão vertical da face é uma das áreas mais desafiantes da ortodontia. A disparidade vertical manifesta-se quer como uma sobremordida profunda quer como uma mordida aberta. O tratamento dos problemas verticais esqueléticos em indivíduos que não estão a crescer inclui a camuflagem dento-alveolar ou a cirurgia ortognática. O advento dos dispositivos de ancoragem temporária aumentou o âmbito do tratamento de camuflagem. A simplicidade do procedimento clínico na colocação dos DAT tornou-os uma escolha popular para controlar a ancoragem, no entanto, as variações biomecânicas associadas à sua utilização são bastante difíceis e desafiantes. ()[61]

1. Controlo vertical na maloclusão de mordida aberta

A correção da mordida aberta anterior pode ser conseguida através da extrusão dos incisivos, da intrusão dos dentes posteriores ou da combinação de ambos. Convencionalmente, as opções de tratamento para mordidas abertas esqueléticas em adultos incluem o uso de elásticos combinados com aparelhos edgewise de várias alças ou arcos de titânio de níquel. No entanto, o plano oclusal é alterado, uma vez que estes arcos têm um componente extrusivo recíproco no segmento anterior. O padrão ouro para o tratamento da mordida aberta esquelética tem sido, convencionalmente, a impactação cirúrgica ortognática da maxila. No entanto, um tratamento ortodôntico não cirúrgico usando ancoragem esquelética tornou-se mais comum, uma vez que é menos dispendioso, menos mórbido e, portanto, mais compatível com o paciente. ()[61]

Existem vários métodos para intruir a dentição posterior, incluindo a utilização de implantes individuais vestibulares e ou palatinos, ou placas inseridas no osso zigomático ou na mandíbula posterior. Para evitar a rotação vestibular dos dentes que estão a ser intruídos, é colocada uma barra transpalatina que liga os dentes posteriores direito e esquerdo ou tem sido defendida a utilização combinada de implantes vestibulares e palatinos. A intrusão de molares é uma das abordagens válidas para o tratamento da mordida aberta e tem sido quantificada e documentada na literatura para provocar a auto-rotação mandibular e a redução da convexidade facial. Alguns clínicos recomendam a extração de pré-molares porque a extração de pré-molares pode causar o fecho do ângulo do plano mandibular. A extração de dentes no segmento vestibular supostamente permite o movimento mesial dos dentes posteriores, resultando em uma redução da dimensão vertical. A combinação da extração de dentes no segmento vestibular com implantes para intruir e protrair os dentes posteriores pode ser muito eficaz. ()[61]

Os estudos de Umemori et al. demonstraram a intrusão efectiva dos molares inferiores utilizando miniplacas de titânio para ancoragem. Em dois casos severos de AOB, duas miniplacas de titânio em forma de L foram fixadas de cada lado na cortical vestibular ao redor das regiões apicais dos primeiros e segundos molares inferiores. Utilizando fios elásticos como força ortodôntica, os molares inferiores foram intruídos e a mordida aberta melhorou significativamente. ()[62]

Um mês após a fixação das placas foi iniciada a aplicação de força. Os dentes superiores e inferiores foram colados com um aparelho fixo de fio reto. A intrusão foi concluída após 5 meses, e após 18 meses, o aparelho fixo e as miniplacas foram removidos. A oclusão de classe I foi alcançada com uma sobremordida e sobressaliência normais e o ângulo do plano mandibular diminuiu de 41° para 39,5° e de 41,9° para 37,7°, respetivamente, principalmente devido a uma diminuição da dimensão vertical posterior.

Os molares inferiores foram intruídos 3,5 e 5 mm, respetivamente, e o plano oclusal foi rodado no sentido anti-horário em 4°, 2° e 3,1°, respetivamente.

O autor conclui que os implantes como ancoragem para simplificar o tratamento ortodôntico podem ser usados com sucesso para intruir os molares em casos de mordida aberta anterior. (Figura 29)

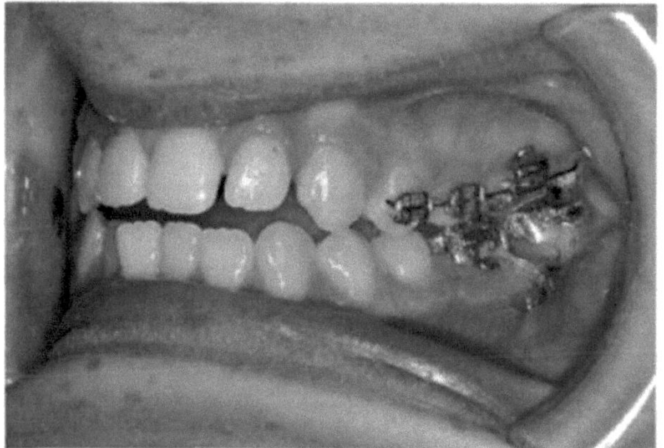

Figura 29: DAT colocado entre o primeiro e segundo molar inferior esquerdo para intrusão de molar. Retirado de Umemori M, Sugawara J, Mitani H, Nagasaka H, Kawamura H. Skeletal anchorage system for openbite correction. Am J Orthod Dentofacial Orthop. 1999; 115:166-174.

Erverdi et al. propuseram a área do pilar zigomático como local de ancoragem para a intrusão de molares superiores e relataram o encerramento de AOB. No seu relato de caso de 2006, um implante em forma de L foi fixado com três parafusos ósseos na área do pilar zigomático com a ponta exposta e utilizado para aplicação de força intrusiva. (Figura 30). O aparelho ortodôntico consistia em dois blocos de mordida de acrílico conectados com dois arcos palatinos e fixações de arame em cada lado vestibular, que foram usados para aplicação de força. (Figura 31). A aplicação de força teve início 7 dias após a inserção do implante. Duas molas helicoidais NiTi de 9,0 mm foram colocadas bilateralmente entre a ponta do implante e o fio exterior, criando uma força intrusiva de

400 gm. Os molares foram impactados 3,6 mm e o plano mandibular mostrou 4,0° de rotação externa anti-horária. Após a intrusão ganha, foram colocados aparelhos fixos superiores e inferiores para alinhamento das arcadas superior e inferior e a intrusão foi mantida com ligadura de fio entre os implantes e os tubos dos molares durante todo o tratamento. A intrusão de 3,6 mm foi mantida após o tratamento com aparelhos fixos, enquanto a rotação anti-horária recaiu durante as fases posteriores do tratamento. Este facto foi causado principalmente pela extrusão progressiva dos dentes molares inferiores. Uma ligeira mordida aberta posterior, causada pelos blocos de acrílico, foi observada quando o aparelho de intrusão foi removido pela primeira vez. O molar superior estava fixo ao implante zigomático e não tinha liberdade para extruir, pelo que a mordida aberta foi fechada pela extrusão dos molares inferiores (ângulo do plano oclusal de 14,0° a 21,0°). [63]

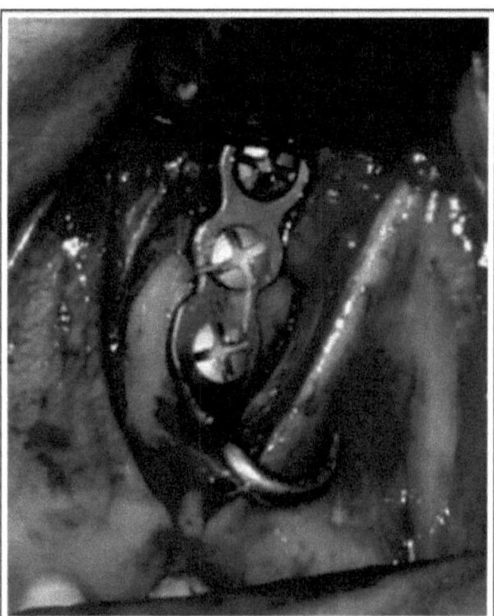

Figura 30: O implante em forma de L é fixado com três parafusos na região do pilar zigomático. Retirado de Erverdi N, Usumez S, Solak A. Tratamento de mordida aberta de nova geração com ancoragem zigomática. Angle Orthod. 2006; 76:519-526.

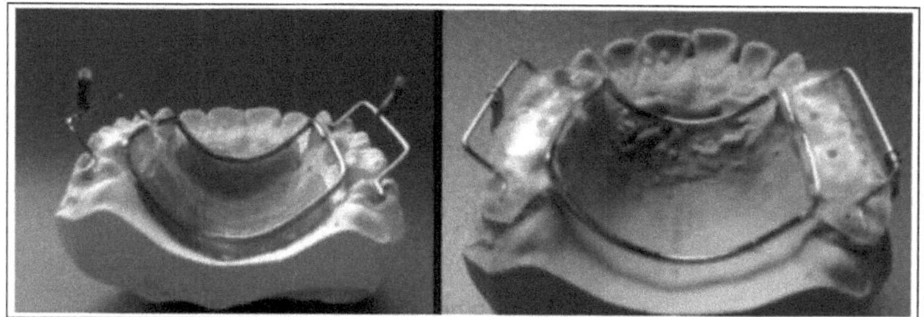

Figura 31: Desenho de aparelho intra-oral para intrusão posterior. Extraído de Erverdi N, Usumez S, Solak A. Tratamento de mordida aberta de nova geração com ancoragem zigomática. Angle Orthod. 2006; 76:519-526.

Sherwood et al. intrusão de molares superiores com ancoragem de miniplaca descrita em três relatos de caso. Os pacientes foram tratados com aparelhos ortodônticos fixos e miniplacas em forma de Ts, que foram colocadas cirurgicamente entre o primeiro e o segundo molar e fixadas com dois mini-parafusos de 5 mm cada. A carga começou 8 semanas após a cirurgia. A mecânica de intrusão foi continuada por 5,5 meses até que os AOB fossem fechados. ()[64]

Estudos demonstraram que, pelo menos a curto prazo, na maxila ou na mandíbula, as miniplacas implantadas ajudam a intrusão dos molares superiores e inferiores até 3-5 mm, ao mesmo tempo que se consegue uma rotação anti-horária da mandíbula. Este tratamento permite ao ortodontista fechar a AOB sem extruir os dentes anteriores, que são propensos a recidivas e reabsorções radiculares. [(65)]

Num estudo de Kravitz et al. concluiu-se que, com várias mecânicas, os primeiros molares superiores supra-erupcionados podiam ser intruídos 3 a 8 milímetros em 7,5 meses (aproximadamente 0,51,0 mm por mês), sem perda de vitalidade dentária, resposta periodontal adversa ou reabsorção radicular radiograficamente evidente. [(66)] (Figura 32)

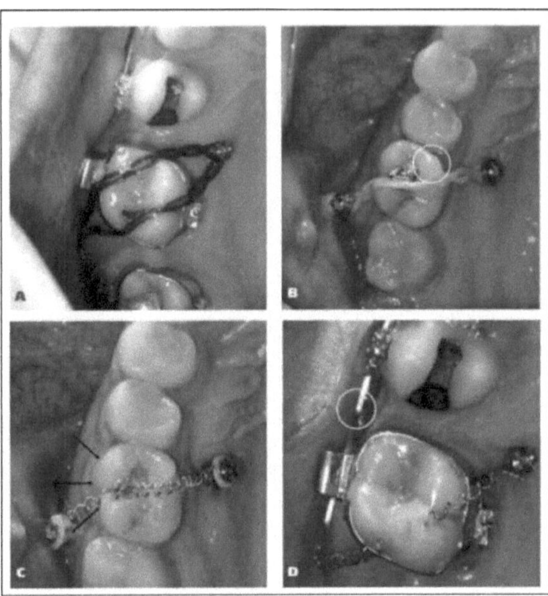

Figura 32: Intrusão de molar com dois dispositivos de ancoragem temporária (DATs). O DAT vestibular foi colocado entre o primeiro e o segundo molar, e o DAT palatino foi colocado entre o segundo pré-molar e o primeiro molar. A colocação do DAT palatino mesialmente ao primeiro molar evita o forame palatino maior e o osso D4. A. Desenho cruzado com corrente elástica. B. A torção da corrente elástica e a construção da cúspide com compósito à base de resina (círculo branco) evita que a corrente escorregue da mesa oclusal durante a mastigação. C. Uma bobina de níquel-titânio (NiTi) de 150 gramas. Notar a tendência do molar para inclinar para palatino durante a intrusão (setas pretas). D. Uma bobina de NiTi de 150 g estabilizada com cimento de banda na superfície oclusal. Os aparelhos fixos parciais (círculo branco) minimizam a inclinação indesejada. Retirado de Kravitz ND, Kusnoto B, Tsay TP, Hohlt WF. A utilização de dispositivos de ancoragem temporários para a intrusão de molares. JADA 2007; 138:56-64.

A Tabela 2 mostra uma comparação entre vários autores relativamente à quantidade de intrusão de molares superiores e à duração do tempo de intrusão ativa. [66]

STUDY	TOOTH MEASURED	INTRUSION TIME (MONTHS)	MEAN AMOUNT OF INTRUSION (mm)
SINGLE TOOTH INTRUSION			
Yao et al. [67]	First molar	7.5	3-4 (range, 3.68-8.67)
	Second molar	5.0	1.0-2.0
Park et al. [68]	Second molar	5.0	0.5-1.0 mm/ month
	First molar	8.0	
Sherwood et al. [69]	First molar	5.5	4.0
	Second molar	7.5	4.2
EN MASSE INTRUSION			
Yao et al. [70]	First molar	5.0	3.0
	Second molar	5.0	2.0-3.0
Erverdi et al. [63]	First molar	7.0	3.6
Erverdi et al. [71]	First molar	5.1	2.6
Sherwood et al. [77]	First molar	5.5	2.0 (range, 1.45-3.32)

Tabela 2: A quantidade de intrusão do molar superior e a duração do tempo de intrusão ativa. Retirado de Kravitz ND, Kusnoto B, Tsay TP, Hohlt WF. O uso de dispositivos de ancoragem temporários para intrusão de molares. JADA 2007; 138:56-64.

Sugawara et al. examinaram a quantidade de recidiva após o SAS (sistema de ancoragem esquelética) em 9 pacientes adultos com mordida aberta que haviam sido tratados com sucesso. Todos eles usaram um aparelho fixo combinado com o SAS para intruir o primeiro e segundo molares inferiores bilateralmente. Foram efectuadas três radiografias cefalométricas laterais por paciente; antes da colocação do SAS (T1), na descolagem do aparelho fixo (T2) e 1 ano após a descolagem (T3) para calcular a quantidade de intrusão. A quantidade média de intrusão foi de 1,7 mm no primeiro e 2,8 mm no segundo molar, respetivamente. A quantidade média de recidiva foi de 0,5 mm no primeiro e 0,9 mm no segundo molar, respetivamente. Não houve diferença estatisticamente significativa entre as alterações em T1-T2 e T1-T3. Sugawara et al. concluíram que as taxas médias de recidiva foram de 27,2% nos primeiros molares e 30,3% nos segundos molares. Portanto, ele sugere uma sobrecorreção da intrusão. (73)

Alsafadi et al. efectuaram uma revisão sistemática com o objetivo de avaliar o efeito da intrusão de molares com dispositivos de ancoragem temporária na morfologia facial vertical e na rotação mandibular durante o tratamento da mordida aberta na dentição permanente. A quantidade de rotação mandibular foi superior a 2° em seis estudos incluídos na revisão sistemática. A quantidade máxima de rotação mandibular no sentido anti-horário foi de 3,9°. Isto sugere que a intrusão de molares com dispositivos de ancoragem temporários pode causar autorrotação mandibular no sentido anti-horário. (74)

Numa outra revisão sistemática efectuada por Espinosa et al. foi avaliado o grau de estabilidade do tratamento da mordida aberta anterior (AOB) realizado através da intrusão molar suportada com ancoragem esquelética, pelo menos 1 ano após o tratamento. Após um ano de acompanhamento, cinco artigos encontraram uma recidiva máxima de 0,6 mm de intrusão molar. A recidiva da sobremordida variou de 0,6 (17%) a

1,61 mm (8%) após 1 ano de acompanhamento, 0,1 mm (16%) após 2 anos, 0,21 (21%) após 3 anos e 0,20 (11%) após 4 anos, quando comparada com as alterações ocorridas no ano anterior. Assim, a estabilidade do tratamento da mordida aberta através da intrusão de molares utilizando ancoragem esquelética em pacientes adultos pode ser considerada relativamente instável, uma vez que 10 a 30% das recidivas ocorrem em ambos os molares. Também mostrou que ocorre uma recidiva progressiva após o primeiro ano pós-tratamento; portanto, métodos mais eficazes de retenção devem ser mantidos no acompanhamento a longo prazo. ()[75]

Quando a ancoragem esquelética é utilizada para tratar a mordida aberta anterior, a intrusão do molar inferior é preferida em três situações clínicas. ()[76]

1. Se o plano oclusal for íngreme, a intrusão dos molares superiores tornaria o plano oclusal ainda mais íngreme e comprometeria potencialmente o equilíbrio da orientação incisal, cúspide e condilar.
2. Se a exposição do incisivo for inadequada, a intrusão do molar inferior ajudará a preservá-la.
3. Se não existir um overjet adequado, está indicada a intrusão dos molares inferiores para permitir a intrusão simultânea dos molares e a retração da dentição inferior em coordenação com a autorrotação mandibular.

Se nenhuma das condições acima estiver presente, a intrusão do molar superior é o método de escolha, uma vez que a colocação do DAT na área palatina média é mais simples, apresenta menos riscos e é mais estável.

Assim, para concluir, os estudos revelaram que uma intrusão média dos molares superiores era superior a três a quatro mm e que uma combinação de mini-implantes e aparelhos fixos é um procedimento previsível e eficaz para conseguir a intrusão dos molares superiores. [67]

2. Controlo vertical na má oclusão por mordida profunda

A correção da mordida profunda durante o tratamento ortodôntico é muitas vezes complicada e a recidiva pode ocorrer em muitos casos. A ação do aparelho ortodôntico na correção da sobremordida é feita através da extrusão de molares ou da intrusão de incisivos ou de uma combinação de ambos. É amplamente divulgado que a correção da mordida profunda por extrusão dos dentes posteriores é mais difícil de realizar e é menos estável quando é efectuada em pacientes que não estão a crescer do que quando é tentada naqueles que ainda têm um crescimento apreciável. [61]

A avaliação funcional da linha gengival superior em relação ao lábio superior indica se os dentes anteriores maxilares ou mandibulares devem ser intruídos. As arcadas intrusivas, como a arcada de utilidade de Rickett, a alça K-SIR, a alça vertical, as arcadas de intrusão segmentar (arcada de intrusão de Burstone, arcada de Connecticut) e a arcada de intrusão de três peças utilizam arcos intra-orais que usam os dentes posteriores como ancoragem para intruir os dentes anteriores.

Os arcos de intrusão segmentares têm um impacto menor nos dentes de ancoragem e demonstraram ser muito mais eficazes para os dentes anteriores do que os arcos utilitários que extrudem os dentes de ancoragem muito mais do que outros métodos. A arcada de intrusão de Burstone e a arcada de intrusão de Connecticut (CTA) funcionam de forma semelhante, mas como a CTA é pré-fabricada, pode ajudar a reduzir o tempo de consulta e, devido à sua construção em níquel-titânio, necessita de menos sessões de ajuste. [77]

Os mini-implantes podem ser utilizados de forma eficaz para provocar uma verdadeira intrusão dos incisivos com um efeito mínimo nos dentes posteriores.

Um estudo de elementos finitos afirmou que o local de inserção para o segmento anterior deve ser no lado distal do canino, para conseguir uma intrusão pura ao longo do eixo incisal sem inclinação para qualquer lado. Os mini-implantes localizados no lado distal de um canino podem servir como um ponto fiável de aplicação de força. Isto contrasta com o local de inserção do mini-implante entre os dois incisivos centrais, que na realidade é suscetível de causar um alargamento labial indesejado dos incisivos em vez de uma intrusão pura ao longo do eixo. [78] (Figura 33)

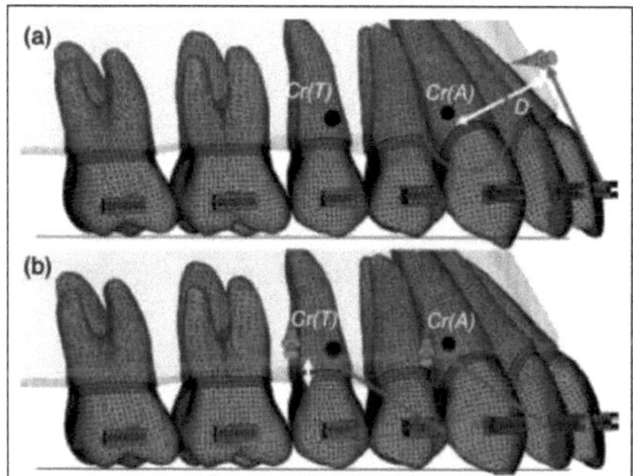

Figura 33: Diagrama de forças para uma intrusão previsível. (a) Mini-parafuso na linha média causando excessiva dilatação dos incisivos. (b) Vectores de força passando pelos centros de resistência da arcada total [Cr(T)] e do segmento anterior [Cr(A)], respetivamente. Retirado de Park HK, Sung EH, Cho YS, Mo SS, Chun YS, Lee KJ. 3-D FEA sobre a intrusão do segmento anterior mandibular usando mini-implantes ortodônticos. Korean J Orthod. 2011; 41:384-398.

Foi efectuado um estudo por Arora et al. para comparar os parâmetros verticais na arcada utilidade e nos grupos de tratamento com mini-implantes. No grupo de estudo foi colocado um implante ANS com 1,3 mm de diâmetro e 6 mm de comprimento. Foi aplicado um nível de força de 40g tanto na arcada de utilidades como no grupo de implantes ANS. Os resultados mostraram que os parâmetros verticais, ou seja, o rácio

Jaraback, SnGoGn, eixo Y e FMA foram insignificantes tanto no grupo de utilidade como no grupo de implantes, uma vez que não houve perda de ancoragem vertical no primeiro grupo devido à estabilização dos molares por TPA. E no segundo, não houve suporte de ancoragem dos molares. No entanto, verificou-se um aumento significativo da escala oclusal e do plano oclusal em relação ao plano palatino no grupo de utilidade do que no grupo de implantes no estudo. No geral, o grupo de tratamento com implantes ANS apresentou uma melhor melhoria nas variáveis, em comparação com o grupo de tratamento com arcada de utilidade. [79]

Outro estudo foi realizado por Gupta et al. para avaliar a abertura da mordida por meio de dispositivos de ancoragem temporária e arco de intrusão de Connecticut. No primeiro grupo, os DATs foram colocados para intrusão, enquanto que, no segundo, foi colocado o CIA. (Figura 34, 35). Os efeitos da intrusão do incisivo superior com DATs e CIA foram avaliados em 12 pacientes de cada grupo. Os resultados do estudo

mostraram que a intrusão dos incisivos superiores durou 4,6 ± 2,3 meses no grupo TADs e 5,8 ± 2,9 meses no grupo CIA, e as taxas médias de intrusão foram de 0,53 mm/mês e 0,30 mm/mês para os grupos TADs e CIA, respetivamente. Além disso, os TADs resultaram em 0,67 mm de protrusão dos incisivos, enquanto o Arco de Intrusão de Connecticut retraiu os incisivos em 0,33 mm, embora essa diferença não tenha sido significativa. Registou-se um desvio mesial não significativo e um movimento extrusivo significativo dos primeiros molares superiores no grupo do Connecticut Intrusion Arch, mas o grupo do implante não apresentou qualquer alteração deste tipo. A diferença entre os grupos foi insignificante. Os resultados reflectiram que, com as arcadas de intrusão Connecticut, houve definitivamente um efeito na unidade de ancoragem, o que é indesejável. Assim, os DATs são o método preferido para conseguir a abertura da mordida, uma vez que a duração do tratamento é menor e a quantidade de intrusão conseguida é maior. ()[80]

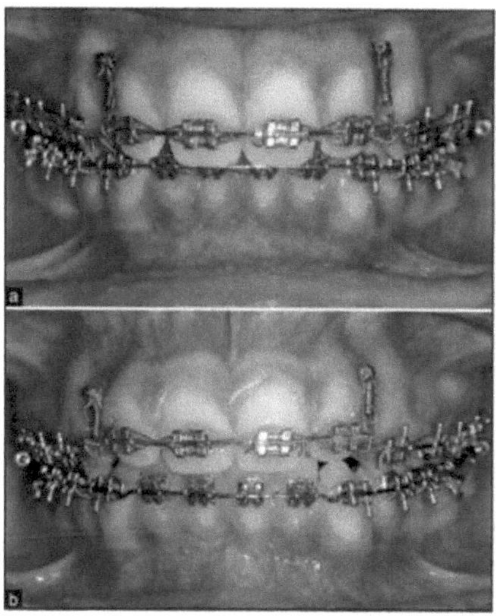

Figura 34: (a) Dispositivo de ancoragem temporário para intrusão de incisivos. (b) Pós-intrusão. Retirado de Gupta N, Tripathi T, Rai P, Kanase A. Uma avaliação comparativa da abertura da mordida por dispositivos de ancoragem temporária e arco de intrusão de Connecticut: um estudo in vivo. Int J Orthod Rehabil. 2017; 8:129-135.

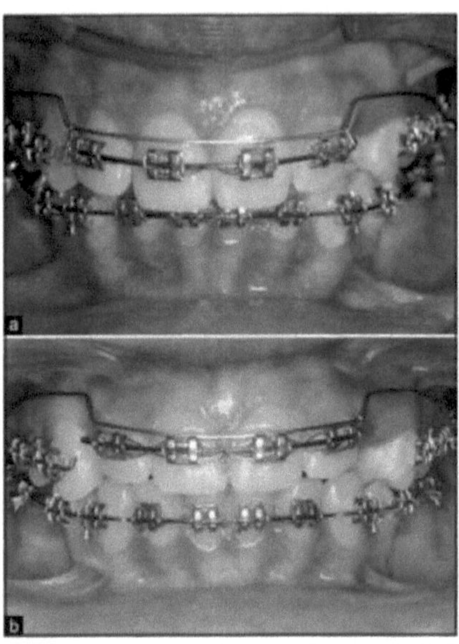

Figura 35: (a) Arco de intrusão de Connecticut para intrusão de incisivos. (b) Pós-intrusão. Retirado de Gupta N, Tripathi T, Rai P, Kanase A. Uma avaliação comparativa da abertura da mordida por dispositivos de ancoragem temporária e arco de intrusão de Connecticut: um estudo in vivo. Int J Orthod Rehabil. 2017; 8:129-135.

Em contraste, um estudo foi feito por Namrawy et al. para comparar a eficácia e eficiência da intrusão suportada por mini-implante versus arco de intrusão para o tratamento da mordida profunda. A quantidade média de correção da sobremordida foi de 2,6 ± 0,8 (0,49 mm por mês) no grupo da intrusão suportada por mini-implantes e de 2,9 ± 0,8 (0,60 mm por mês) no grupo da arcada intrusiva. Além disso, o grupo da arcada intrusiva tendeu a proletar os incisivos superiores mais do que o grupo da intrusão suportada por mini-implantes, o que causou a retração dos incisivos. (81)

Estes resultados contra-indicaram o estudo anterior efectuado por Gupta et al. mesmo depois de manter uma localização semelhante dos mini-implantes. (80)

Numa meta-análise efectuada por Atalla et al. foi comparada a eficácia dos dispositivos de ancoragem temporária (DAT) e dos arcos segmentados convencionais (ACS) durante a intrusão dos incisivos em pacientes adultos com mordida profunda e os seus efeitos adversos. A meta-análise mostrou que os DATs permitiram 0,78 mm a mais de intrusão do incisivo superior do que o método convencional. Não houve diferença significativa na perda de ancoragem no grupo CSA em comparação com o grupo TAD. Para além disso, foi observada uma inclinação significativa dos molares de 1,03° no grupo CSA em comparação com o grupo TAD. Os resultados desta meta-análise mostraram que os pacientes que receberam TADs tinham 0,78 mm a mais de intrusão do incisivo superior do que os pacientes que receberam o tratamento convencional. (82)

Numa revisão sistemática realizada por Bardideh et al. foram avaliados os efeitos da intrusão de dentes anteriores através de ancoragem esquelética em pacientes com mordida profunda. A utilização de mini-parafusos resultou numa sobremordida mais baixa e numa intrusão verdadeira mais elevada (cerca de 0,45 e 0,62 mm, respetivamente) em comparação com a utilização de outros métodos de intrusão dos incisivos superiores. Além disso, o efeito do TAD na extrusão dos dentes molares foi menor (em 0,4 mm) do que outros métodos. [77]

Uma revisão sistemática foi feita por AlMaghlouth et al. para avaliar a eficácia da intrusão ortodôntica usando dispositivos de ancoragem óssea versus o uso de outras técnicas ortodônticas em pacientes adultos. Os resultados apresentaram um nível de evidência baixo a médio para apoiar a hipótese de que os DATs eram mais eficazes do que outras técnicas de intrusão ortodôntica para intruir os incisivos superiores e melhorar a relação incisivo-lábio superior, eliminando o efeito adverso de comprometer a ancoragem vertical posterior. Tempos de tratamento mais curtos e menor reabsorção radicular foram encontrados no grupo TAD. [83]

Foi efectuado um estudo por MA Dan et al. para comparar os efeitos clínicos dos mini-implantes e da arcada de utilidade convencional na intrusão do incisivo superior. A quantidade de intrusão no grupo TAD foi maior, sendo de 3,4 mm ± 1,17 mm em comparação com 2,95 mm ± 0,78 mm observada no grupo da arcada utilidade. [(84)]

Num estudo realizado por Deguchi et al., obteve-se uma média de 3,6 mm e um máximo de 5 mm de intrusão no grupo do TAD. Isto foi comparado com o grupo do arnês de gancho em J, em que apenas se obteve uma média de 1,1 mm e um máximo de 3 mm de intrusão. ()[85]

Um estudo foi realizado por Sosly et al. para avaliar sistematicamente a eficácia da intrusão de incisivos superiores suportada por mini-implantes em comparação com outras mecânicas intrusivas não cirúrgicas para a correção da mordida profunda. Os resultados obtidos da revisão sistemática foram que a qualidade da evidência, muito baixa a baixa, indicava que os mini-implantes eram mais eficazes na intrusão dos incisivos superiores e na correção das mordidas profundas. A eficácia dos mini-implantes na correção das mordidas profundas parece estar associada a um maior grau de intrusão genuína dos incisivos superiores e a menos efeitos extrusivos nos molares superiores. Independentemente da mecânica intrusiva utilizada, os incisivos superiores parecem exibir algum grau de reabsorção radicular durante a sua fase de intrusão. Futuros ECRs de longo prazo e bem desenhados ainda são necessários para elaborar este importante assunto clínico. [(86)]

3. Controlo vertical no sorriso gengival e no excesso vertical da maxila

Uma exibição excessiva de tecido gengival ao sorrir (i.e., "sorriso gengival") é frequentemente considerada como esteticamente pouco atractiva. Problemas verticais esqueléticos e/ou dentários subjacentes têm sido associados à exibição gengival excessiva. Espera-se que o movimento dentário ortodôntico induza a remodelação do osso alveolar e as subsequentes alterações dos tecidos moles. Em contraste com a extensa informação disponível sobre as alterações dos tecidos moles em resposta ao movimento ântero-posterior dos tecidos duros, as alterações verticais dos tecidos moles quase não ganharam atenção ortodôntica, presumivelmente porque o movimento dentário na direção vertical é limitado. Por isso, uma intervenção cirúrgica ortognática tem sido sugerida para a exposição gengival excessiva e/ou incompetência dos tecidos moles, apesar de sua alta morbidade, risco e custo. Uma deslocação para cima de todo o osso basal maxilar pode ser indicada para o excesso vertical maxilar. Neste caso, a intrusão do segmento anterior levaria a um arco de sorriso invertido que seria esteticamente desagradável. A solução convencional para este caso costumava ser a intervenção cirúrgica, incluindo uma fratura descendente Le Fort I e a recolocação superior de todo o maxilar. Felizmente, utilizando os centros de resistência estimados da respetiva dentição maxilar e mandibular, a chamada "intrusão da arcada total" pode produzir um resultado de tratamento equivalente e uma redução da altura facial anterior global. Podem ser colocados mini-implantes simples ou duplos nas áreas inter-radiculares para intruir todo o arco na direção oblíqua para resolver uma incompetência radical. ([87]) (Figura 36)

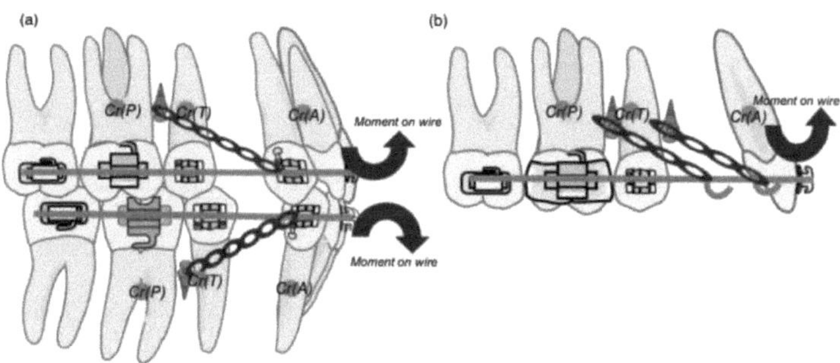

Figura 36: Construção do aparelho para intrusão da arcada total. Cr(A), centro de resistência do segmento anterior; Cr(P), centro de resistência do segmento posterior; Cr(T), centro de resistência da arcada total. (a) Posição do mini-implante simples e vetores de força. (b) Posições de mini-implante duplo e vetores de força. Retirado de Lee KJ. A aplicação de DATs para a correção do sorriso gengival. Dispositivos de Ancoragem Temporária Clin Orthod. 2020; 6:633-645.

Um estudo foi efectuado por Alaty para avaliar a usabilidade do mini-parafuso (Temporário

Anchorage Devices TADs), como unidade (unidades) de ancoragem, no tratamento do sorriso gengival associado à sobremordida profunda. Foram utilizados quatro DATs para cada paciente, num total de 15 pacientes: dois DATs anteriores que foram inseridos entre as raízes dos incisivos laterais e caninos; e os outros dois DATs foram inseridos posteriormente, entre as raízes dos 2ºs pré-molares e 1ºs molares. Os DATs anteriores foram utilizados como unidades de ancoragem para a intrusão dos dentes anteriores superiores, enquanto os DATs posteriores foram utilizados para a retração em massa. Todos os casos do estudo mostraram uma melhoria na apresentação vertical do sorriso. O valor médio da linha de sorriso gengival pré-tratamento foi de 5,966 mm, enquanto o valor médio da linha de sorriso gengival pós-intrusão foi de 1,566 mm. A quantidade média de redução na linha do sorriso gengival (GSL) foi de 4,4 mm; esta quantidade de redução foi alcançada num tempo médio de 13,133 meses a partir do momento da colocação do primeiro arco. Radiograficamente, houve mudanças significativas nas posições vertical e antro-posterior dos dentes anteriores superiores, mas não foram observadas mudanças significativas na posição vertical dos dentes posteriores superiores ou inferiores. Os resultados do presente estudo indicam que o sorriso gengival, que se deve principalmente ao sobrecrescimento dentoalveolar maxilar, pode ser tratado eficazmente com intrusão usando DATs anteriores, particularmente no caso de face divergente. Os resultados também indicam que os DAT anteriores e posteriores proporcionam uma ancoragem absoluta para o tratamento da sobremordida profunda e do aumento do overjet. [88]

Foi efectuado um estudo por Chandrasekharan et al. para avaliar o efeito da intrusão de dentes anteriores e a sua melhoria na estética do sorriso. Foi um estudo prospetivo realizado em 21 pacientes onde foram utilizados mini-implantes de titânio, com 1,5 mm de diâmetro, 6 mm de comprimento e cabeças de baixo perfil. O micro-implante foi retirado com a chave e colocado 4mm acima da margem gengival livre entre os incisivos centrais. O ângulo de colocação foi de 30 a 45 graus em relação ao plano oclusal. O tempo total necessário para a intrusão dos incisivos foi de 4 meses. A mordida profunda média variou de 6,1 a 7,2 mm. Após a intrusão, a sobremordida reduziu-se para 2 mm a 0 mm. A estética do sorriso melhorou bastante com uma excelente satisfação do paciente. [89]

Assim, os DATs podem ser usados para intruir toda a arcada maxilar para imitar os resultados do tratamento da cirurgia ortognática sem a necessidade de cirurgia ortognática em casos limítrofes.

TADS COMBINADOS COM O TRATAMENTO COM ALINHADORES TRANSPARENTES

O tratamento ortodôntico com alinhadores transparentes é um sector do tratamento ortodôntico em rápido crescimento. Tanto o aumento da consciencialização para a estética como o aumento da procura de tratamento ortodôntico por parte dos adultos alimentaram a procura de uma técnica de tratamento ortodôntico mais estética. Esta técnica de alinhadores transparentes está em constante evolução devido à investigação e desenvolvimento de materiais, técnicas de fabrico, auxiliares e programação informática do movimento dentário. Muitos tipos diferentes de alinhadores estão atualmente disponíveis em todo o mundo e são comercializados para tratar tudo, desde maloclusões ligeiras a mais graves. ()[90]

A extrusão molar parece ser evitada durante o tratamento com alinhadores, devido à presença constante do material nas superfícies oclusais. O uso prolongado dos alinhadores pode resultar na intrusão de molares e no desenvolvimento de uma mordida aberta posterior bilateral, simplesmente devido à espessura do material do alinhador. A programação intencional de uma intrusão molar significativa nos alinhadores, no entanto, pode ser lenta e imprevisível. Giancotti et al. desenvolveram uma técnica híbrida para o tratamento da mordida aberta, utilizando aparelhos fixos parciais com mini-implantes ortodônticos em combinação com a terapia Invisalign. Esse método permitiu a rotação da mandíbula para cima e para frente, fechando a mordida aberta anterior, reduzindo a altura facial e melhorando a projeção do pogônio com torque e inclinação adequados. Para conseguir a intrusão posterior para a correção vertical, foi colocado um mini-implante Spider Pin vestibular de 3 mm × 8 mm, mesial a cada primeiro molar superior. Foi fabricado um auxiliar com fio seccional de aço inoxidável de 0,018" × 0,022" em cada lado do molde de trabalho; as extremidades do fio foram revestidas com resina composta para facilitar a colocação na boca. Um gancho cirúrgico foi cravado em cada primeiro molar para fixação ao TAD. Cortes precisos e personalizados dos alinhadores foram desenhados no ClinCheck para acomodar os fios auxiliares, geralmente afetando dois ou três dentes de cada lado. ([91]) (Figura 37)

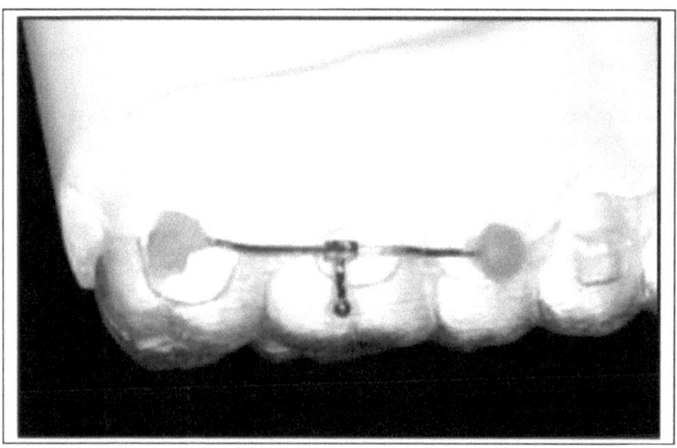

Figura 37: Auxiliar de intrusão no molde. Os alinhadores chegam pré-aparados, seguindo as instruções do ClinCheck. Retirado de Giancotti A, Germano F, Muzzi F, Greco M. Um auxiliar de intrusão suportado por um mini-parafuso para tratamento de mordida aberta com Invisalign. J Clin Orthod. 2014; 48:348-358.

Após a colagem dos auxiliares, foram atadas molas helicoidais de níquel titânio de 150 g

dos DATs para os ganchos molares frisados. A correção da Classe II foi conseguida apenas pela rotação mandibular no sentido anti-horário induzida pela intrusão do molar com a mecânica do mini-implante. (Figura 38)

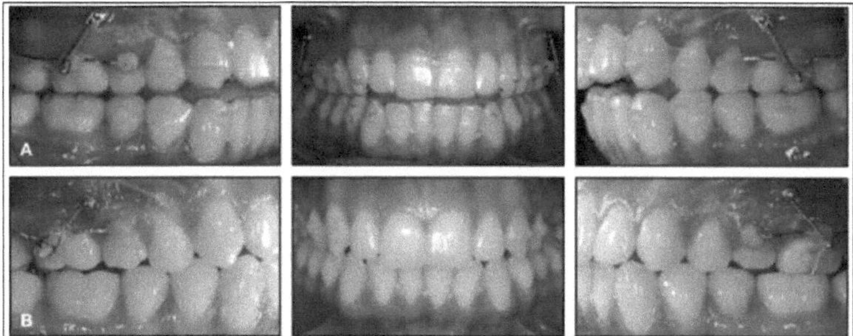

Figura 38: A. Auxiliares de intrusão e alinhadores colocados. B. Paciente após quatro

meses de intrusão; molas de níquel titânio substituídas por fios de ligadura para retenção. Retirado de Giancotti A, Germano F, Muzzi F, Greco M. Um auxiliar de intrusão suportado por mini-implante para tratamento de mordida aberta com Invisalign. J Clin Orthod. 2014; 48:348-358.

Assim, a intrusão vertical posterior e a rotação anti-horária da mandíbula foram produzidas com uma mecânica de ancoragem esquelética comprovada e o nivelamento e alinhamento, a coordenação da arcada e o controlo do torque posterior durante a intrusão foram facilmente alcançados com alinhadores sequenciais.

A ancoragem de mini-implantes também tem sido usada para fornecer "postes" simples para a fixação do paciente de elásticos intermaxilares ou intramaxilares a botões colados, ganchos ou entalhes simples cortados nos próprios alinhadores. Em um estudo realizado por Bownman et al. para auxiliar no fechamento do espaço e distalização do molar superior, para corrigir a má oclusão de Classe II, mini-implantes foram inseridos no alvéolo vestibular entre as raízes dos primeiros molares superiores e segundos pré-molares. Elásticos intramaxilares de Classe I foram prescritos como um "substituto do aparelho extrabucal"; combinados com elásticos de Classe II. Eles produziram um vetor de força líquida que impulsionou o maxilar

dentição distal. ([92]) (Figura 39)

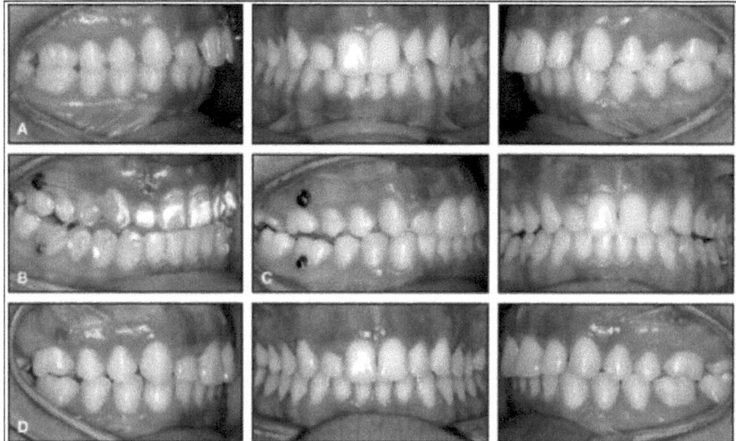

Figura 39: Retração em massa da Classe II suportada por ancoragem de mini-implante e elásticos. A. Paciente do sexo feminino, 18 anos, com má oclusão de Classe II unilateral, espaçamento maxilar generalizado e overjet moderado antes do tratamento. B. Mini-implantes inseridos bilateralmente entre as raízes dos primeiros molares superiores e segundos pré-molares. Elásticos de Classe I fixados dos mini-implantes aos entalhes da moldeira Invisalign mesialmente aos caninos superiores; elásticos de Classe II fixados dos entalhes da moldeira maxilar aos botões colados nos primeiros molares inferiores. Torque radicular lingual aplicado aos dentes anteriores superiores por cristas de torque. C. Após um ano de tratamento, o paciente mostra melhoria em direção à Classe I, mas será necessário um refinamento com torque radicular vestibular posterior e nivelamento da curva inferior de Spee para assentar a oclusão. D. Alinhadores de refinamento com desgaste elástico intermaxilar adicional ainda necessário. Retirado de Bowman SJ, Celenza F, Sparaga J, Papadopoulos M, Ojima K, Lin J. Adjuntos criativos para alinhadores transparentes, parte 2: intrusão, rotação e extrusão. J Clin Orthod. 2015; 49:162-171.

Num outro caso de má oclusão unilateral de Classe 2, era necessário o movimento distal do quadrante posterior superior esquerdo, mas o controlo da ancoragem era uma preocupação. Para melhorar a previsibilidade da movimentação distal dos alinhadores, foi inserido um mini-parafuso no alvéolo palatino entre as raízes do primeiro e segundo molares esquerdos. Uma mola de níquel titânio de bobina fechada foi estendida anteriormente a partir do mini-implante para um "braço de força" ligado à superfície palatina do primeiro pré-molar, evitando a necessidade de elásticos de Classe II. A vantagem de colocar mini-implantes no palato foi uma taxa de insucesso substancialmente menor, a disponibilidade de espaços interradiculares maiores do que na vestibular, e a capacidade de aplicar forças mais perto do centro de resistência, evitando assim inclinações indesejadas. Foram também colocados acessórios biselados mesialmente nos pré-molares para melhorar o rastreio durante a distalização. A principal tarefa dos alinhadores transparentes neste cenário foi guiar e conter os dentes selecionados durante a retração programada. Uma melhoria substancial na oclusão posterior e na estética anterior foi alcançada em 18 meses de tratamento sem elásticos, usando 52 pares de alinhadores (incluindo dois refinamentos). (Figura 40).

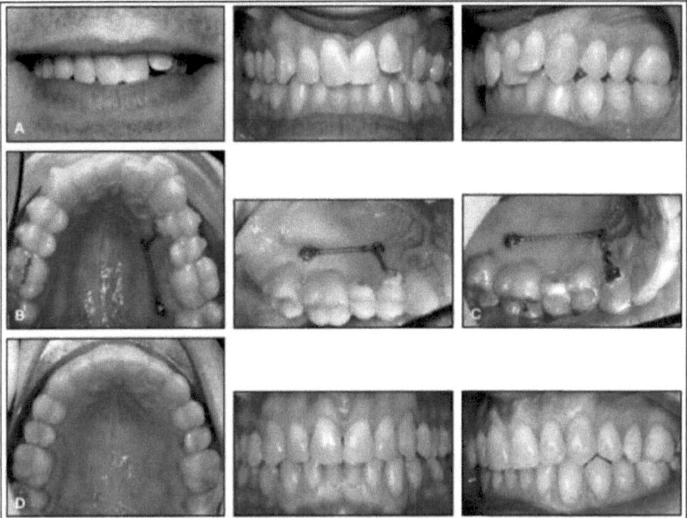

Figura 40: Retração em massa unilateral de Classe II suportada por ancoragem de mini-implante. A. Paciente adulto do sexo masculino com apinhamento anterior e má oclusão de Classe II unilateral antes do tratamento. B. Mola de retração de bobina fechada estendida do mini-implante no alvéolo palatino entre os molares superiores esquerdos até ao "braço de força" improvisado colado à superfície palatina do primeiro pré-molar para retração em massa do quadrante guiada pela moldeira Invisalign. C. Braço de força original mais tarde substituído por um gancho de alinhador colado tomas. D. Paciente após 18 meses de tratamento, usando 52 pares de alinhadores e dois refinamentos. Retirado de Bowman SJ, Celenza F, Sparaga J, Papadopoulos M, Ojima K, Lin J. Adjuntos criativos para alinhadores transparentes, parte 2: intrusão, rotação e extrusão. J Clin Orthod. 2015; 49:162-171.

Num artigo de Wilmes et al. foi relatada a utilização de um expansor pré-fabricado fixado em 2 mini-implantes no palato anterior para o tratamento da deficiência transversal da maxila, utilizando um expansor rápido da maxila suportado por mini-implantes e alinhadores em combinação. O tratamento foi iniciado com a inserção de 2 miniimplantes (2 X 9 mm) no palato anterior sob anestesia local. Um expansor pré-fabricado (expansor BMX, psm North America, Inc, La Quinta, Califórnia) foi primeiramente adaptado através da pré-rotação do parafuso de expansão diretamente na cadeira e fixado com 2 parafusos de fixação. A ativação da expansão foi iniciada através da realização de 1 ativação por dia para um total de cerca de 0,2 mm de expansão por dia. Após 4 semanas de ativação, o maxilar foi expandido em cerca de 5,5 mm. Posteriormente, foram efectuadas digitalizações para o acabamento dos alinhadores. O uso do expansor suportado por mini-implantes foi razoável porque o expansor poderia ser deixado no lugar como um retentor esquelético durante o acabamento do alinhador. ([93]) (Figura 41)

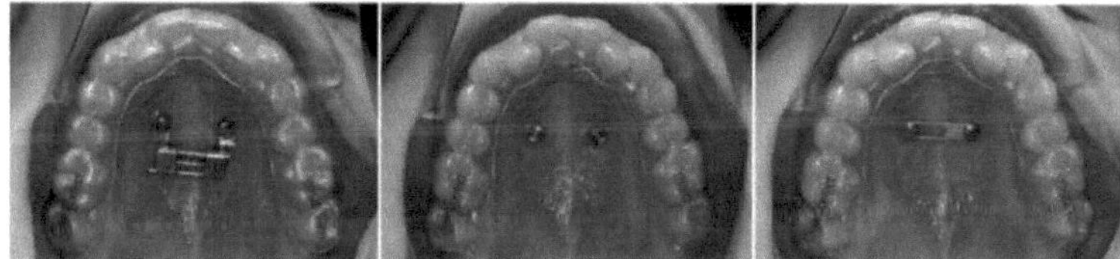

Figura 41: Expansão esquelética com o expansor pré-fabricado e retenção com uma miniplaca durante o tratamento subsequente com alinhadores. Retirado de Wilmes B, Tarraf N, Drescher D. Tratamento da deficiência transversal maxilar utilizando um expansor rápido maxilar suportado por mini-implantes e alinhadores em combinação. Am J Orthod Dentofacial Orthop. 2021; 160:147-154.

Assim, o tratamento assistido por DATs com alinhadores pode alargar o âmbito do tratamento com alinhadores nos três planos, ou seja, nas dimensões transversal, anteroposterior e sagital.

CONCLUSÃO

Devido à gravidade de algumas más oclusões, nem sempre é possível tratá-las sem uma combinação de ortodontia e cirurgia ortognática. Anteriormente, os movimentos ortodônticos que eram considerados difíceis e tinham de ser tratados dentro das limitações do envelope de discrepância são agora possíveis graças aos dispositivos de ancoragem óssea. Estes dispositivos não aceleram o movimento do dente, mas proporcionam a ancoragem mais óssea, resultando numa mecânica mais eficaz para o movimento dos dentes, ao mesmo tempo que limitam o movimento recíproco indevido do dente em várias condições clínicas. Os movimentos recíprocos indesejados do dente são igualmente minimizados/eliminados. Outra vantagem é a utilização de mecânicas que não dependem da colaboração do paciente. Os TADs aumentaram a eficiência dos resultados terapêuticos. Tornaram possível tratar os pacientes de forma mais eficaz. A movimentação dos dentes maxilares, como a distalização de molares e a retração de incisivos, pode ser realizada com as DATs. Os DATs também podem ser utilizados para realizar a intrusão de molares e podem ser usados para tratar problemas cirúrgicos leves e limítrofes sem a necessidade de cirurgia. ()[94]

Assim, os dispositivos de ancoragem provisória têm sido utilizados com frequência no tratamento ortodôntico para alargar os limites do movimento dentário e, como resultado, estão a expandir o envelope da discrepância.

REFERÊNCIAS

1. Shetty P, Nayak UK, Hegde AM, Jacob M. Dispositivo de Ancoragem Temporária: Um Epítome de Ancoragem no Tratamento Ortodôntico. Int J Of Clin Ped Dent. 2011; 4:143-146.
2. Cope JB. Dispositivos de Ancoragem Temporária em Ortodontia: Uma Mudança de Paradigma. Semin Orthod. 2005; 11:3-9.
3. Green J. The Origins and Evolution of Fixed Orthodontic Appliances (As Origens e Evolução dos Aparelhos Ortodônticos Fixos). Dent Nurs. 2014; 10:524-528.
4. Philippe, J. L'orthodontie d'Alexis Schange en 1841. Orthod Fr 2017; 88:213-217.
5. Wahl N. Ortodontia em 3 milénios. Capítulo 6: Mais aparelhos do início do século XX e a controvérsia da extração. Am J Orthod Dentofacial Orthop. 2005; 128:795-800.
6. Gainsforth BL, Higley LB. Um estudo das possibilidades de ancoragem ortodôntica no osso basal. Am J Orthod Oral Surg. 1945; 31:406-416.
7. Creekmore TD. A possibilidade de ancoragem esquelética. J Clin Orthod. 1983; 17:266269.
8. Jasoria G, Shamim W, Rathore S, Kalra A, Manchanda M, Jaggi N. Implantes Miniscrew como dispositivos de ancoragem temporária em ortodontia: uma revisão abrangente. J Contemp Dent Pract. 2013; 14:993-999.
9. Roberts WE, Marshall KJ, Mozsary PG. Implante endósseo rígido utilizado como ancoragem para protrair molares e fechar um local de extração atrófico. Angle Orthod. 1990; 60:135-152.
10. Proffit WR, Fields Jr HW, Sarver DM. Contemporary orthodontics. Elsevier Ciências da Saúde. 2006.

11. Graber LW, Vig KW, Huang GJ, Fleming P. Orthodontics-e-book: current principles and techniques. Elsevier Ciências da Saúde. 2022.
12. E Bishara S. Text book of orthodontics. Saunders; 2001.
13. Incorvati C, Gulotta C, Mirabile FM, Badiali G, Marchetti C. Tendências Actuais em Pacientes com Borderline Esquelético: Decisões de tratamento cirúrgico versus ortodôntico - Quais são as evidências? Appl Sci. 2022; 12:4636.
14. Mahfouz M. Os conceitos actuais da estabilidade da discrepância ortodôntica. Op J Stomat. 2014; 4:184-196.
15. Caplin J, Han MD, Miloro M, Allareddy V, Markiewicz MR. Ortopedia dentofacial interceptiva (modificação do crescimento). Oral Maxillofacial Surg Clin N Am. 2020; 32:3951.
16. Candido C, Impellizzeri A, Galluccio G. Utilização de dispositivos de ancoragem temporária em ortodontia: Uma revisão da literatura. WebmedCentral Orthod. 2013; 4:WMC004458.
17. Cornelis MA, Scheffler NR, De Clerck HJ, Tulloch JC, Behets CN. Revisão sistemática do uso experimental de dispositivos de ancoragem esquelética temporária em ortodontia. Am J Orthod Dentofacial Orthop. 2007; 131:52-58.
18. Leung MT, Lee TC, Rabie AB, Wong RW. Uso de mini-implantes e miniplacas em ortodontia. J Oral Maxillofac Surg. 2008; 66:1461-1466.
19. Moon W. Expansão maxilar em pacientes esqueleticamente maduros com DATs. Dispositivos de Ancoragem Temporária Clin Orthod. 2020; 6:223-232.
20. Lee KJ, Choi SH, Choi TH, Shi KK, Keum BT. Expansão transversal da maxila em adultos: justificativa, desenho do aparelho e resultados do tratamento. Semin Orthod. 2018; 24:52-65.

21. Cantarella D, Dominguez-Mompell R, Mallya SM, Moschik C, Pan HC, Miller J, Moon W. Alterações nas suturas palatina média e pterigopalatina induzidas pelo expansor esquelético suportado por microimplantes, analisadas com um novo método 3D baseado em imagens de CBCT. Prog Orthod. 2017; 18:1-12.

22. Park JJ, Park YC, Lee KJ, Cha JY, Tahk JH, Choi YJ. Alterações esqueléticas e dentoalveolares após expansão palatina rápida assistida por mini-implante em adultos jovens: um estudo de tomografia computorizada conebeam. Korean J Orthod. 2017; 47:77-86.

23. Baik HS, Kang YG, Choi YJ. Expansão rápida do palato assistida por mini-implante: uma revisão de relatórios recentes. J World Fed Orthod. 2020; 9:54-58.

24. Lee SR, Lee JW, Chung DH, Lee SM. Impacto a curto prazo da expansão rápida do palato assistida por microimplantes nos tecidos moles nasais em adultos: Um estudo de estereofotogrametria tridimensional. Korean J Orthod. 2020; 50:75-85

25. Abedini S, Elkenawy I, Kim E, Moon W. Análise tridimensional dos tecidos moles da face após expansão esquelética maxilar suportada por microimplantes. Prog Orthod. 2018; 19:46-56.

26. MacGinnis M, Chu H, Youssef G, Wu KW, Machado AW, Moon W. Os efeitos da expansão palatina rápida assistida por micro-implantes (MARPE) no complexo nasomaxilar - uma análise pelo método dos elementos finitos (MEF). Prog Orthod. 2014; 15:1-5.

27. Arqub SA, Mehta S, Iverson MG, Yadav S, Upadhyay M, Almuzian M. O Mini Screw Assisted Rapid Palatal Expansion (MARPE) tem influência nas vias aéreas e na respiração de crianças e adolescentes de meia-idade? Uma revisão sistemática. Int Orthod. 2021; 19:37-50.

28. Dzingle J, Mehta S, Chen PJ, Yadav S. Correção da mordida cruzada posterior unilateral com U-MARPE. Turk J Orthod. 2020; 33: 192-196.

29. Chen, S., Zhang, C., Zhang, K., Tan, X., Xi, X., Zhao, Y. e Liu, D. Morfologia condilar e alterações de posição após a expansão rápida do palato assistida por mini-implante em pacientes adultos com má oclusão esquelética de Classe III com desvio mandibular e mordida cruzada posterior unilateral. Prog Orthod. 2022; 23:30-40

30. Kapetanovic A, Theodorou CI, Bergé SJ, Schols JG, Xi T. Eficácia da Expansão Rápida do Palato Assistida por Mini-Parafuso (MARPE) em adolescentes tardios e adultos: uma revisão sistemática e meta-análise. Eur J Orthod. 2021; 43:313-323.

31. Aldrees AM, Shamlan MA. Caraterísticas morfológicas da protrusão bimaxilar em sauditas. Saudi Med J. 2010; 31:512-519

32. Bills DA, Handelman CS, BeGole EA. Protrusão dentoalveolar bimaxilar: caraterísticas e correção ortodôntica. Angle Orthod. 2005; 75:333-339.

33. Upadhyay M, Yadav S, Nagaraj K, Patil S. Efeitos do tratamento com mini-implantes para retração em massa dos dentes anteriores em pacientes com protrusão dentária bialveolar: um ensaio aleatório controlado. Am J Orthod Dentofacial Orthop. 2008; 134:18-29.

34. Diar-Bakirly S, Feres MF, Saltaji H, Flores-Mir C, El-Bialy T. Eficácia do arco transpalatino no controlo da ancoragem ortodôntica em casos de extração de pré-molares superiores: Uma revisão sistemática e meta-análise. Angle Orthod. 2017; 87:147-158.

35. Upadhyay M, Yadav S, Nanda R. Controlo da dimensão vertical durante a

retração em massa com ancoragem de mini-implantes. Am J Orthod Dentofacial Orthop. 2010; 138:96-108.

36. Malhotra A, Mangla R, Dua VS, Kannan S, Arora N, Singh AK. Um estudo clínico comparativo utilizando a ancoragem de mini-implantes e métodos de ancoragem convencionais para retrair dentes anteriores. J Family Med Prim Care. 2021; 10: 468-474
37. Liu Y, Yang ZJ, Zhou J, Xiong P, Wang Q, Yang Y, Hu Y, Hu JT. Alterações dos tecidos moles em pacientes com protrusão dentoalveolar tratados com ancoragem máxima: uma revisão sistemática e meta-análise. J Evid Base Dent Pract 2019; 19:101310.
38. Hoyte T, Ali A, Bearn D. Métodos de ancoragem e resultados de tratamento no tratamento da protrusão bimaxilar: uma revisão sistemática e meta-análise. Orthod Waves. 2021; 80:55-64.
39. Soni DM, Sharma R. Retração de dentes anteriores com dispositivos de ancoragem temporária (TADS) - uma revisão. EAS J Dent Oral Med. 2022; 4:132-140.
40. Park YC, Choi YJ, Choi NC, Lee JS. Retração segmentar estética dos dentes anteriores superiores com um aparelho palatino e mini-implantes ortodônticos. Am J Orthod Dentofacial Orthop. 2007; 131:537-44.
41. Suzuki EY, Suzuki B. Ganchos de tração ajustáveis para controlo do torque anterior com ancoragem de mini-implantes. J Clin Orthod: JCO. 2007; 41:14-19.
42. Lombardelli E, Fantasia F, Rodi G, Padalino G, D'emidio M. Utilização de DATs no tratamento da má oclusão de Classe II: Uma visão geral. WebmedCentral Orthod 2016; 7:WMC005211.

43. Sa'aed NL, Park CO, Bayome M, Park JH, Kim Y, Kook YA. Efeitos esqueléticos e dentários da distalização de molares usando uma placa de ancoragem palatina modificada em adolescentes. Angle Orthod. 2015; 85:657-664.

44. Jo SY, Bayome M, Park J, Lim HJ, Kook YA, Han SH. Comparação dos efeitos do tratamento entre a extração de quatro pré-molares e a distalização da arcada total utilizando a placa C-palatina modificada. Korean J Orthod. 2018; 48:224-35.

45. Young KA, Melrose CA, Harrison JE. Sistemas de ancoragem esquelética em ortodontia: ancoragem absoluta. Um sonho ou realidade? J Orthod. 2007; 34:101-110.

46. Mohamed RN, Basha S, Al-Thomali Y. Distalização dos molares superiores com aparelhos suportados por mini-implantes na má oclusão de Classe II: uma revisão sistemática. Angle Orthod. 2018; 88:494-502.

47. Kuroda S, Tanaka E. Aplicação de dispositivos de ancoragem temporária para o tratamento de más oclusões de Classe III em adultos. Semin Orthod 2011; 17:91-97.

48. Nakamura, M., Kawanabe, N., Kataoka, T., Murakami, T., Yamashiro, T. e Kamioka, H., 2017. Avaliação comparativa dos resultados do tratamento entre dispositivos de ancoragem temporária e elásticos de Classe III em más oclusões de Classe III. Am J Orthod Dentofacial Orthop. 2017; 151:1116-1124

49. Chung DH. Protracção Maxilar ancorada em TAD. Dispositivos de ancoragem temporária em Clin Orthod. 2020; 6:191-198.

50. Rodriguez de Guzman-Barrera J, Saez Martinez C, Boronat-Catala M, et al. Eficácia do tratamento intercetivo das más oclusões de classe III com ancoragem esquelética: uma revisão sistemática e meta-análise. PLoS One 2017; 12: e0173875.

51. Koh SD, Chung DH. Comparação entre máscaras faciais ancoradas no esqueleto e máscaras faciais suportadas pelos dentes de acordo com o padrão esquelético vertical e o estágio de crescimento. Angle Orthod. 2014; 84:628-633.

52. Lee NK, Yang IH, Baek SH. Os efeitos do tratamento a curto prazo da terapia com máscara facial em pacientes de Classe III com base no dispositivo de ancoragem: miniplacas vs expansão rápida da maxila. Angle Orthod. 2012; 82:846-852.

53. Elnagar MH, Elshourbagy E, Ghobashy S, Khedr M, Evans CA. Avaliação comparativa de 2 protocolos de protracção maxilar com ancoragem esquelética. Am J Orthod Dentofacial Orthop 2016; 150:751-762.

54. §ar Ç, Arman-Ozçirpici A, Uçkan S, Yazici AC. Avaliação comparativa da protracção maxilar com ou sem ancoragem esquelética. Am J Orthod Dentofacial Orthop. 2011; 139:636-649.

55. Sar C, Sahinoglu Z, Ozçirpici AA, Uçkan S. Efeitos dentofaciais das modalidades de tratamento com ancoragem esquelética para a correção da retrognatia maxilar. Am J Orthod Dentofacial Orthop. 2014; 145:41-54.

56. Cevidanes L, Baccetti T, Franchi L, McNamara Jr JA, De Clerck H. Comparação de dois protocolos para protracção da maxila: âncoras ósseas versus máscara facial com expansão rápida da maxila. Angle Orthod. 2010; 80:799-806.

57. Ngan P, Wilmes B, Drescher D, Martin C, Weaver B, Gunel E. Comparação de dois protocolos de protracção maxilar: tratamento com máscara facial de protracção dentária versus tratamento com máscara facial de protracção ancorada no osso. Prog Orthod. 2015; 16:1-11.

58. Nienkemper M, Wilmes B, Pauls A, Drescher D. Protracção da maxila utilizando uma combinação híbrida de hyrax-facemask. Prog Orthod. 2013; 14:1-8.

59. Maino G, Turci Y, Arreghini A, Paoletto E, Siciliani G, Lombardo L. Efeitos esqueléticos e dentoalveolares da expansão palatina rápida híbrida e do tratamento com máscara facial em pacientes com Classe III esquelética em crescimento. Am J Orthod Dentofacial Orthop. 2018; 153:262268.
60. Tan JM, Liu YM, Chiu HC, Chen YJ. Distalização de Molares por Dispositivos de Ancoragem Temporária (DATs) - Um Artigo de Revisão. Taiwanese J Orthod. 2017; 29: 8-15.
61. Krishnaswamy NR. Controlo vertical com TADs: Procedimentos e protocolos. Semin Orthod. 2018; 24:108-122.
62. Umemori M, Sugawara J, Mitani H, Nagasaka H, Kawamura H. Sistema de ancoragem esquelética para correção de mordida aberta. Am J Orthod Dentofacial Orthop. 1999; 115:166174.
63. Erverdi N, Usumez S, Solak A. Tratamento de mordida aberta de nova geração com ancoragem zigomática. Angle Orthod. 2006; 76:519-526.
64. Sherwood K. Correção da mordida aberta esquelética com intrusão molar/bicúspide ancorada em implantes. Oral Maxillofacial Surg Clin N Am. 2007; 19:339-350.
65. Reichert I, Figel P, Winchester L. Tratamento ortodôntico da mordida aberta anterior: um artigo de revisão - a cirurgia é sempre necessária? Oral Maxillofac Surg. 2014; 18:271277.
66. Kravitz ND, Kusnoto B, Tsay TP, Hohlt WF. O uso de dispositivos de ancoragem temporária para intrusão de molares. JADA 2007; 138:56-64.
67. Yao CC, Lee JJ, Chen HY, Chang ZC, Chang HF, Chen YJ. Intrusão de molares superiores com aparelhos fixos e ancoragem de mini-implantes estudada em três dimensões. Angle Orthod 2005; 75:754-760.

68. Park YC, Lee SY, Kim DH, Jee SH. Intrusão de dentes posteriores com implantes de mini-parafusos. Am J Orthod Dentofacial Orthop. 2003; 123:690-694.

69. Sherwood KH, Burch J, Thompson W. Intrusão de molares supererupcionados com ancoragem de miniplaca de titânio. Angle Orthod 2003; 73:597-601.

70. Yao CC, Wu CB, Wu HY, Kok SH, Chang HF, Chen YJ. Intrusão do primeiro e segundo molares superiores esquerdos superirrompidos por mini-implantes com aparelhos ortodônticos parcialmente fixos: relato de caso. Angle Orthod 2004; 74:550-557

71. Erverdi N, Keles A, Nanda R. A utilização de ancoragem esquelética no tratamento da mordida aberta: uma avaliação cefalométrica. Angle Orthod 2004; 74:381-90.

72. Sherwood KH, Burch J, Thompson WJ. Fechamento de mordidas abertas anteriores por intrusão de molares com ancoragem de miniplaca de titânio. Am J Orthod Dentofacial Orthop. 2002; 122:593-600.

73. Sugawara J, Baik UB, Umemori M, Takahashi I, Nagasaka H, Kawamura H, Mitani H. Tratamento e alterações dentoalveolares pós-tratamento após intrusão de molares inferiores com aplicação de um sistema de ancoragem esquelética (SAS) para correção de mordida aberta. Int J Adult Orthod Orthognath Surg. 2002; 17:243-253

74. Alsafadi AS, Alabdullah MM, Saltaji H, Abdo A, Youssef M. Efeito da intrusão molar com dispositivos de ancoragem temporária em pacientes com mordida aberta anterior: uma revisão sistemática. Prog Orthod. 2016; 17:1-3.

75. González Espinosa D, de Oliveira Moreira PE, da Sousa AS, Flores-Mir C, Normando D. Estabilidade do tratamento da mordida aberta anterior com intrusão de molares usando ancoragem esquelética: uma revisão sistemática e meta-análise. Prog Orthod. 2020; 21:1-4.

76. Paik CH, McCOMB RY, Hong C. Intrusão diferencial de molares com ancoragem esquelética no tratamento da mordida aberta. J Clin Orthod: JCO. 2016; 50: pp276.

77. Bardideh E, Tamizi G, Shafaee H, Rangrazi A, Ghorbani M, Kerayechian N. Os Efeitos da Intrusão de Dentes Anteriores por Ancoragem Esquelética em Pacientes com Mordida Profunda; Uma Revisão Sistemática e Meta-Análise. Biomimetics. 2023; 8:101-122.

78. Park HK, Sung EH, Cho YS, Mo SS, Chun YS, Lee KJ. 3-D FEA sobre a intrusão do segmento anterior mandibular usando mini-implantes ortodônticos. Korean J Orthod. 2011; 41:384-398.

79. Arora A, Garg SS, Reddy AR. Comparação dos parâmetros verticais na correção da mordida profunda utilizando o implante ANS e o arco de intrusão utilitário. IOSR-JDMS. 2016; 15:9295.

80. Gupta N, Tripathi T, Rai P, Kanase A. Uma avaliação comparativa da abertura da mordida por dispositivos de ancoragem temporária e arco de intrusão de Connecticut: um estudo in vivo. Int J Orthod Rehabil. 2017; 8:129-135.

81. El Namrawy MM, El Sharaby F, Bushnak M. Arco intrusivo versus intrusão suportada por mini-parafuso para correção de mordida profunda. Acesso Aberto Maced J Med Sci. 2019; 7:1841-1846.

82. Atalla AI, AboulFotouh MH, Fahim FH, Foda MY. Eficácia dos implantes ortodônticos de mini-parafusos em pacientes adultos com mordida profunda durante a intrusão do incisivo: Uma revisão sistemática. Contemp Clin Dent. 2019; 10: 372-381.

83. AlMaghlouth B, AlMubarak A, Almaghlouth I, AlKhalifah R, Alsadah A, Hassan A.

Intrusão ortodôntica usando dispositivos de ancoragem temporária em comparação com outros métodos de intrusão ortodôntica: uma revisão sistemática. Clin, Cosme Invest Dent. 2021; 13:11-19.

84. Dan MA, Shu-mei JI, Rui DO, Wan-xin LI, Jing LI, Jun ZH. Comparação de dois métodos de tratamento para intrusão de incisivos superiores. Shanghai J Stomat. 2013; 22:206209

85. Deguchi T, Murakami T, Kuroda S, Yabuuchi T, Kamioka H, Takano-Yamamoto T. Comparação do efeito de intrusão nos incisivos maxilares entre a ancoragem de implantes e o aparelho extrabucal J-hook. Am J Orthod Dentofacial Orthop. 2008; 133:654660.

86. Sosly R, Mohammed H, Rizk MZ, Jamous E, Qaisi AG, Bearn DR. Eficácia da intrusão de incisivos maxilares suportados por mini-implantes na correção da mordida profunda: Uma revisão sistemática e meta-análise. Angle Orthod. 2020; 90:291-304.

87. Lee KJ. A aplicação de TADs para a correção do sorriso gengival. Dispositivos de Ancoragem Temporária Clin Orthod. 2020; 6:633-645.

88. Alaty MM. Dispositivos de ancoragem temporária e sorriso gengival. Libyan Dent J. 2015; 5:1-8.

89. Chandrasekharan D, Balaji SM. Intrusão de dentes anteriores para melhorar a estética do sorriso. J Maxillofac Oral Surg. 2010; 9:27-29

90. Wheeler TT. Tratamento ortodôntico com alinhadores transparentes. Semin Orthod. 2017; 23:83-89.

91. Giancotti A, Germano F, Muzzi F, Greco M. Um auxiliar de intrusão suportado por um mini-parafuso para o tratamento de mordida aberta com Invisalign. J Clin

Orthod. 2014; 48:348-358.

92. Bowman SJ, Celenza F, Sparaga J, Papadopoulos M, Ojima K, Lin J. Adjuvantes criativos para alinhadores transparentes, parte 2: intrusão, rotação e extrusão. J Clin Orthod. 2015; 49:162-171.

93. Wilmes B, Tarraf N, Drescher D. Tratamento da deficiência transversal do maxilar utilizando um expansor rápido do maxilar suportado por mini-implantes e alinhadores em combinação. Am J Orthod Dentofacial Orthop. 2021; 160:147-154.

94. Mayuri Chinnawar, Pallavi Diagavane, Rizwan Gilani, Ranjeet Kamble, Expanding the Scope of Envelop of Discrepancy with Tad- A Review, J Res Med Dent Sci, 2022, 10: 172-176.

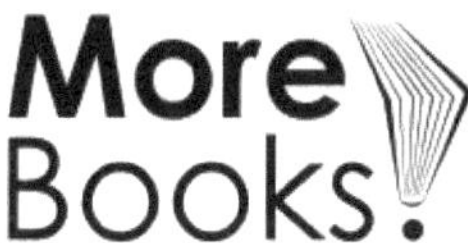

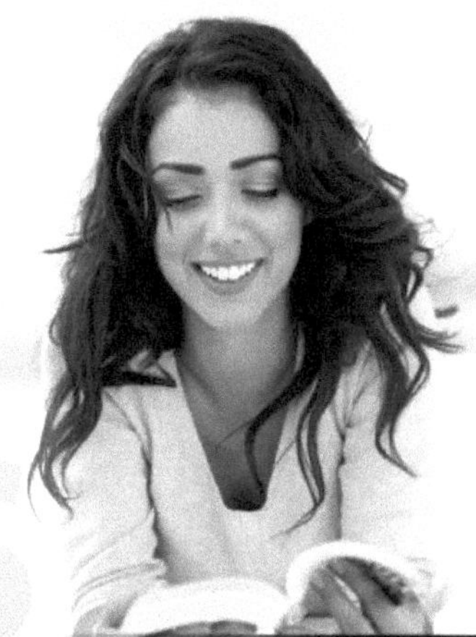

I want morebooks!

Buy your books fast and straightforward online - at one of world's fastest growing online book stores! Environmentally sound due to Print-on-Demand technologies.

Buy your books online at
www.morebooks.shop

Compre os seus livros mais rápido e diretamente na internet, em uma das livrarias on-line com o maior crescimento no mundo! Produção que protege o meio ambiente através das tecnologias de impressão sob demanda.

Compre os seus livros on-line em
www.morebooks.shop

info@omniscriptum.com
www.omniscriptum.com

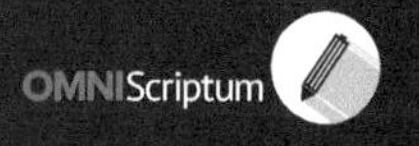

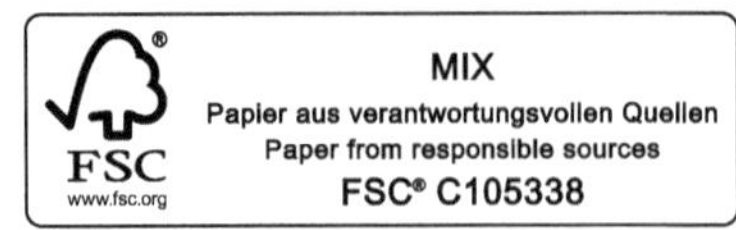

Printed by Books on Demand GmbH, Norderstedt / Germany